本书由山西省"1331工程"重点创新团队建设计划资助

《健康人文》丛书（第三辑）

总主编 段志光 刘 星

中医发展读本

主 编 施怀生
副主编 闫娟娟 王 平
编 委 赵 琼 聂优爱 王珊珊

人民卫生出版社

图书在版编目（CIP）数据

中医发展读本 / 施怀生主编 . —北京：人民卫生
出版社，2019

（健康人文丛书 . 第三辑）

ISBN 978-7-117-29597-0

Ⅰ. ①中⋯　Ⅱ. ①施⋯　Ⅲ. ①中国医药学 – 发展
Ⅳ. ①R2

中国版本图书馆 CIP 数据核字（2019）第 297063 号

| 人卫智网 | www.ipmph.com | 医学教育、学术、考试、健康，购书智慧智能综合服务平台 |
| 人卫官网 | www.pmph.com | 人卫官方资讯发布平台 |

中医发展读本

主　　编：施怀生

出版发行：人民卫生出版社（中继线 010-59780011）

地　　址：北京市朝阳区潘家园南里 19 号

邮　　编：100021

E - mail：pmph @ pmph.com

购书热线：010-59787592　010-59787584　010-65264830

印　　刷：三河市博文印刷有限公司

经　　销：新华书店

开　　本：710 × 1000　1/16　印张：9

字　　数：152 千字

版　　次：2019 年 12 月第 1 版　2019 年 12 月第 1 版第 1 次印刷

标准书号：ISBN 978-7-117-29597-0

定　　价：32.00 元

打击盗版举报电话：010-59787491　E-mail：WQ @ pmph.com

质量问题联系电话：010-59787234　E-mail：zhiliang @ pmph.com

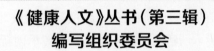

《健康人文》丛书（第三辑）
编写组织委员会

总　序

　　党的十九大报告指出，"文化是一个国家、一个民族发展中更基本、更深沉、更持久的力量"。中医药是中华优秀传统文化的重要组成部分，中医药文化自信是中华民族文化自信的重要组成部分。《中共中央国务院关于促进中医药传承创新发展的意见》提出，传承创新发展中医药对弘扬中华优秀传统文化、增强民族自信和文化自信具有重要意义。在健康中国建设与中医药事业发展的新时代，传承中医药文化，坚定中医药文化自信是坚持文化自信的必然要求，必将丰富文化自信的内涵，因而具有重要的理论意义。同时中医药文化自信教育有助于提升大学生的民族自豪感，提高大学生的思想道德素质，是落实"立德树人"根本任务，人才培养首要任务的重要抓手，因而具有重大的现实意义。

　　山西中医药大学坚持学深悟透习近平新时代中国特色社会主义思想和党的十九大精神，深入学习贯彻习近平总书记关于高等教育和中医药发展的重要论述，贯彻落实全国教育大会、全国中医药大会等会议精神，紧紧围绕立德树人根本任务，以中医药文化自信教育为人才培养首要任务，以提高师生医护员工中医药文化自信为出发点和落脚点，出台《山西中医药大学关于开展中医药文化自信教育的通知》，启动中医药文化自信教育，积极探索构建科学规范、系统完善的中医药文化自信教育体系。

　　在开展中医药文化自信教育的进程中，我们深切地感受到中医药文化自信教育不仅是高校的职能、教师的责任和学生的本分，也是传承精华、守正创新，推动中医药事业和产业高质量发展，推动中医药走向世界的根本动力；同时发现中医药文化自信教育教材的缺失与匮乏，于是提出编写一套创新教材的想法，并将丛书定位于既是面向在校生的创新教材，也是面向社会各界人士的科普读物。

　　本套丛书按照启蒙先导、通俗易懂、重点突出、由博返约的编写主旨，注重丛书的系统性与独立性、选材的典型性与普及性、形式的多样性与趣味性、内容的科学性与针对性的统一。

　　丛书以提高读者中医药健康文化素养为目标,立足优秀中国传统文化视角,围绕中医药文化内涵,突出中医药学科特点,以中医药学基本理论为主线,以经典案例故事为载体,内容既包括中医药学的哲理医理,又广泛涉及哲学、艺术、历史、美学等领域,力求做到健康人文与中医药学、传统与现代、传承与发展的有机结合,引导读者在领略中医药文化魅力的基础上,坚定文化自信,弘扬中医之美。

　　丛书由山西省"1331工程"重点创新团队(中医学医教协同"5+3"人才培养研究创新团队)建设计划(晋教科[2017]12号)资助。

　　由于编写者经验和水平有限,纰漏之处,在所难免,还请各位读者不吝批评指正。

段志光　刘　星

2019年10月于山西中医药大学

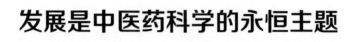

发展是中医药科学的永恒主题

——代前言

中医人文健康读本编委会在规划全套书目结构时,专门设计了这本《中医发展读本》,这是一个具有鲜明挑战性的命题。多少年来,发展这个词汇一直与中医药相伴生,或者说如影随形,我们已经完全习惯了这种伴生结构或如影随形的状态,以至于在很多情况下忽略或是淡化了对发展这一严肃命题本来意义和实质内涵的思考,常常是在不经意间一语带过,属于约定俗成之后的一种不加思索、不求甚解,这也就是我们为什么长期以来天天喊发展而事实上发展并不尽如人意的原因所在。是时候该对什么是发展以及如何发展等话题给出一个深刻而确切的解读了。

一、发展是中医药千年辉煌的主导轨迹

发展是一个内涵非常丰富的命题,而本书所讨论的发展,特指中医药科学自身的理论体系完善和优势技术创新。如果我们把中医学从萌芽到壮大的历程梳理之后就不难发现,发展始终是中医药数千年历史的主导轨迹。

从上古到先秦,中华民族的先民一直在与各种威胁生命健康的有害因素进行着不屈不挠的抗争,特别是在早期帝王政权在意识形态方面的主导尚未达到后世那样的深度和严格的情况下,人们的思想和视野是非常开阔的,可以大胆实践和充分争鸣,中医药就是在这种特定的条件下得到了发展。同时,战争、狩猎等环境催生了"其死可解剖而视之"的早期器官学探索;普适性的实践至上环境催生了"神农氏尝百草"的早期药物学探究;餐饮和食品业促进了"汤液醪醴"等早期制药技术的产生;冶铁锻造技术使得金属针具成为临床先进的器械;制陶业的兴起使得陶质火罐成为可能;等等。更重要的是,先秦时期持续数百年的"诸子蜂起、百家争鸣",为中医药理论体系的发展提供了充分的思想文化环境,加速了中医药理论研究向共识化、系统化方向的推进。可以

说,如果没有先秦时期的"百家争鸣",中医药理论的正式创立可能会晚于秦汉时期。

众所周知,汉武帝时期将董仲舒的"罢黜百家、独尊儒术"确立为基本国策,这是我国古代第一次自上而下的统一思想行动,对中医学的直接影响就是器官学研究失去了生存的可能,而史学界又基本确认中医学的理论体系正是在这一时期(或稍后)正式形成的,这种突遭灾变却能涅槃重生的奇迹,不得不令人惊叹中医学这个学科天然的自新自强自主发展的能力。这一时期,中医学的重心集中在学术提炼和理论创新方面,突出地体现在新的医学术语的构建方面。先贤们虽然不得已搁置了器官学研究,但却天才地将原有的肝、心、脾、肺、肾等脏器名称保留下来,使其转型为新的医学名词的构成要件并前置,进一步战略性地引进精气阴阳等哲学术语并进行医学化改造,使其内化为新的医学术语的构成要件。于是,原有器官学名称与精气阴阳等哲学概念成功聚合,以"肝阴""心神""脾阳""肺气""肾精"等为代表的新的医学术语系统得以横空出世,而且指导中医学发展达两千年之久。充分体现了中医学抵抗重大灾变冲击、自主实现求变求新的强大发展动力。

正是源于中医学从初创开始就独具的发展动能,从而构建了一道两千年持续发展的风景线。一是以张仲景的《伤寒杂病论》为标志,临床医学实现了自主发展,辨证论治的法则正式确立,正邪阴阳辨证体系走向深入和具体;二是从唐宋时期开始临床医学实现了新的繁荣,内科、儿科、妇科、外科、针灸等临床学科相继实现了独立发展;三是以《新修本草》和《和剂局方》为代表,官方组织的具有法典性质的药物学和方剂学典章相继颁布,中医学研究走上了官方参与的相对组织化的路径;四是以金元四大家为代表,持久开展学术争鸣,中医药理论在深入而广泛的争鸣中得到长足发展,所形成的学术流派及其代表性观点对后世的发展产生了深刻的影响;五是以李时珍的《本草纲目》为代表,药物学研究硕果累累,本草宝库得到了极大的丰富,特别是从宋元到明代,归经、引经理论的成熟显著地完善了中药药性理论体系;六是以温病学的成熟为标志,中医学关于传染性致病微生物的特性有了明确的认识,提出了"疫疠之气"的概念,并且对《黄帝内经》所提出的"五疫之至,皆相染易,无问大小,病状相似"的警句予以了反复的强调和系统的观察,确证了瘟疫疾病所具有的传染性和流行性。凡此种种,不胜枚举。总之,中医学持续发展的脉络是清晰的,持续发展的方向是明确的,持续发展的成效是肯定的,是不容置疑的。换言之,发展是中医学千年历史的灵魂,如果没有发展,就不可能有我们今天所见到的中医学。

二、发展是中医药传承壮大的内在动因

当我们系统梳理中医学发展历程时,必然会对促成中医学持续发展的内外动力产生兴趣。不容否认,任何一个学科的发展,都离不开经济社会的整体环境、不同阶段生产力和科学技术的发展水平、社会大众对本学科的需求程度等因素。正是汉唐宋明不同时代经济的发展,为中医学的发展与创新提供了支持,唐宋时期生产力尤其是科学技术的发展,为中医学的发展提供了广泛的借鉴元素,特别是社会公众对防病治病的强烈需求,为中医学的发展提供了广阔的空间,张仲景是如此,金元四大家是如此,温病学的创立更是如此。

与此同时,科学得以持续发展,必然有其内在的原因,而且这种原因必然是持续存在且不断强化的。就中医学持续发展的内生动力而言,主要有几个方面,一是始终坚持生命科学的基本属性,尽管借鉴了一些哲学术语,尽管承载了许多文化要素,但都对其进行了医学化改造,赋予了其生命科学内涵,从而维护了自身的生命科学属性。二是始终坚持以精气阴阳为核心的生命物质和生命秩序的研究方向,也就是说,精气阴阳等概念在哲学范畴中原本就是表征构成客观世界的基本物质的,引进到中医学之后,主要用来表征具有生命活性的物质和扰乱生命秩序的物质,即正气与邪气,千百年来,中医学始终坚持这一方向不动摇,从而才能保证了持续发展不停滞。三是在不得已搁置器官学研究的情况下,始终坚持天人相应、万物同理的整体认识论,通过观察体表和体外的自然物质运行规律,并将其应用到推及体内生命物质运动变化方面,形成了独具特色的生命科学研究视角,这种体表和体外观察的方法,较之西方通过大豆、果蝇、哺乳动物等研究人体提前了上千年。四是自身具有完整而独特的理论体系,没有理论的实践是盲目的实践,只有在正确的理论指导下,那些生动而丰富的实践活动才能取得预期的成效,中医学正是得益于早在秦汉时期就形成了完善的理论,才能在长期的医疗实践中发挥其指导作用,避免了实践活动中的方向偏离及周期过长,当然,丰富的实践也对既有的理论产生了能动作用,使理论体系不断得到充实和完善。五是中医学始终保持了开放兼容共享的科学特质,中医学植根于农耕文明和手工业文明,在长期的传承发展中,始终与不同时代的自然科学及人文社会科学并驾齐驱、相互启发、相互交融、相互助长,共同发展,从而获得了取之不竭的发展动力和发展优势,这也就

是为什么中医学在许多历史时期能够领先于同时期其他学科的原因所在。

三、发展是中医药走向复兴的必由之路

综上所述,中医学两千年的历史是发展的历史,中医药科学所具有的原创性、融合性、开放性、发展性是与生俱来的,由此我们有理由相信,中医学的未来也必将能够通过持续的发展实现全面的复兴。

由于经典中医学天生具有与时代同步、与不同时期的生产力水平相适应、与不同时期最新科技成果相融合的基本特质,那么,当人类正在跨越工业文明而进入信息文明的当代,中医学也必然会迎来一个全新而广阔的发展空间。例如,以精气物质为核心的生命物质和生命秩序研究,原本就具有锁定物质、普遍联系、恒定运动的本质,而新兴的系统生物学正是研究生物系统组成成分的构成与相互关系的结构、动态与发生,以系统论和实验、计算方法整合研究为特征的生命科学新学科,同样具有"整体"或"系统"的内涵,由于二者所研究的对象都是机体内生命物质的运动规律和基本秩序,二者一定能够找见其契合点。又如,以辨证论治为核心的中医学诊疗体系,本身就是在历代医家诊疗数据的广泛汇总和持续积累的基础上所进行的系统性分析,而新兴的大数据技术同样如此,只不过应用了先进的计算机手段,使其数据分析更加精准而快捷,二者也一定能够找见契合点。再如,中医学的望闻问切,是通过直观可感知目标的形态变化而取得临床参数的,进而才能进入辨证分析过程,而目前最为活跃的人工智能技术如人脸识别系统、生物流体动力学传感分析系统、形体形态识别系统、气味分析系统、音频识别系统等,分别为面部望诊、舌诊、脉诊以及闻诊等提供了技术基础,只要我们把中医药理论体系中的基本参数转化为人工智能技术所能运用的相应参数,中医临床望闻问切、辨证分析、理法方药全流程一定会是一种从未发生的崭新局面。总之,只要我们坚持中医药科学所固有的原创性、融合性、开放性和发展性特点和优势,中医学的发展问题一定会迎刃而解。这也就是本书所选取的主导性话题的初衷所在。

中医药科学的未来一定会更加美好!

施怀生

2019 年 10 月于太原

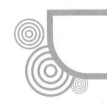

目　录

第一章　回眸·来自历史深处的回声

第一节　探索·人文始祖的初始实践

一、人类文明与医学起源

当今医学的发展可以用"一日千里"来形容,回眸先民与自然的生存抗争,以及人类医学发展的初始实践,我们发现,医学不仅是科学的医学与技术的医学,它是人的医学。用人体的、社会的、心理的、行为的、人道的、人本的、有情的、精神的观点去看待健康与疾病,研究医学及其发展,是人类叩问未知的终极实践。

人类的生存和发展历史就是一部了解自然、适应自然,进而改造自然的历史。远古时代,人类面对强大而神秘的自然力量感到不知所措,对雷电、暴风、地震、山洪等自然现象怀着畏惧和崇敬的心情。进而,将自然加以神话,产生了自然崇拜,成为原始宗教最早的表现形式之一。经过长期的生存斗争和不断地总结,人类逐步积累了对自然现象的认识,并进一步认真观察、记录、研究,整理概括出一些线索,发现了很多现象之间的因果联系和规律,而且能够根据这些规律再去推断其他现象。这样,人们对自然现象的认识逐渐地深入与丰富,最终形成了系统的认识。这种建立在实践和事实基础上的对自然现象和其规律的系统认识,我们称之为自然科学。

我们可以推断,在与自然斗争的同时,人类也开始了与疾病的斗争,医学也在这种斗争中应运而生。无论是苏美尔文明、古巴比伦文明,人类早期的医学大多依赖于想象,缺乏主动的实践意识。随着古埃及、古印度和古中国文明的兴起,医学发展才开启了崭新的阶段:医学理论的逐步建立,专业的医生开始出现,内外妇等最初的医学分科逐步分化出来。

人类不惜伤害自己甚至牺牲生命去探索自然的奥秘,在与自然的斗争中也逐渐获得了主动。远古时期，人类在觅食过程中发现某些食物不仅可以果腹，同时可以缓解身体部位的不适感，但是某些食物却有毒性，甚至可能导致死亡；钻木取火或者热石取暖时，发现烘烤过的体表部位疼痛减轻……这些经验奠定了草药、针灸的基础。面对风暴、地震等自然灾害，人类不仅可以掌握基本现象和规律，并且在一定范围内还可以做出预报和防范，将其造成的损害降到最低。不得不说，通过对药物、医疗手段的研究和改进，人类祖先有效地改善了自身的健康状况、延长了寿命，生存率大大提高，为今后文明的发展做出了卓越的贡献。

二、中华文明与中医学

中医学发展是世代医学经验的积累和实践经验的总结而逐步发展、完善的。《纲鉴易知录》中载："民有疾，未知药石，炎帝（神农氏）始草木之滋，察其寒、温、平、热之性，辨其君、臣、佐、使之义，尝一日而遇七十毒，神而化之，遂作文书上以疗民族，而医道自此始矣。"炎帝以一人之力"尝百草"，并"日中七十毒"一直备受质疑。据文献分析，炎帝应为当时姜氏部落首领的尊称，神农氏为姜氏部落氏族的尊称，尝百草的炎帝与阪泉之战中败于黄帝的炎帝并非同一人，只是都是神农氏部落首领，所处时代相差约几百年。那么"尝百草"这一行为，可以看作是部落与首领医学实践的统称，正是因为中华民族先人的实践和探索，才奠定了中医学基础。

中华民族富于创造发明，还体现在中医治疗方法的多样，除利用药饵内服、外用之外，还有针灸、按摩等技术。以针灸为例，1963年内蒙古多伦旗头道洼新石器时代遗址出土了一枚砭石；河南新郑县郑韩故城遗址出土了一枚砭石。可确定针灸起源于原始社会的晚期，砭石就是针法的原始工具。对针法最早的记载，见于公元3世纪皇甫谧在《针灸甲乙经·序》里说："黄帝咨访岐伯、伯高、少俞之徒……而针道生焉。"灸法最早的记载见于《素问·异法方宜论》："北方者，天地之闭藏之域也，其地高陵居，风寒冰冽，其民乐野处而乳食，脏寒生满病，其治以灸焫。故灸焫者，亦从北方来。"由此，可见灸法的产生同中国北方寒冷的生活环境密切相关。

金属针具的推广使用是促使针灸学术从经验阶段向理论阶段飞跃的重要因素。1978年内蒙达拉特旗树林召公社发现了一枚青铜器时代的青铜砭针。中国的冶炼技术的发展，为金属针具的出现提供了物质和技术条件。宋代著名针灸学家王惟一集前人之大成，编撰了《铜人腧穴针灸图经》，分别按照经络和部位顺序详述每一经穴，并铸造了 2 具铜人模型，同常人身形，内铸脏腑，外刻穴孔，测验时老师会先把铜人表面遍身涂蜡，铜人体内盛满水（一说为水银），然后给铜人穿上衣服。如果学生能准确地刺入孔穴，就可以使水射出。如果取穴位置错误，针就不能刺入，目前对针灸医生医术的最高荣誉"天圣铜人奖"便是出自此处。

中医拔罐疗法，是祖国医学遗产之一，在我国有着悠久的文化历史，拔火罐与针灸一样，也是一种物理疗法，而且拔火罐是物理疗法中最优秀的疗法之一。古时候，人们采用挖空的动物犄角来拔出脓疮排毒止痛，所以称为"角法"。在一千多年前的晋代，葛洪的《肘后备急方》中就有关于这种方法的记载。唐代王焘《外台秘要》中也有用竹筒罐来调理不适症状的描述。后来经过历代发展，出现了金属、陶瓷、竹木等各种材质的拔罐用具。其中，陶瓷是主要的用具。瓷器的前身是原始青瓷，它是由陶器向瓷器过渡阶段的产物。中国最早的原始青瓷，发现于山西夏县东下冯龙山文化遗址中，距今约 4 200 年。器类有罐和钵。原始青瓷在中国分布较广，黄河领域、长江中下游及南方地区都有发现。

中药制剂在中国创用甚早，夏商时代（约公元前 21 世纪至公元前 11 世纪）已有药酒、汤液的制作和应用。《内经》载医方 13 首（实有 12 首），记述了汤、丸、散、膏、丹等剂型，并对各种制剂的制法、用法用量及适应证均有较明确的规定。食医结合，我国的食品制造业的发展，与医疗保健有密切的联系，利用食物原料的药用价值，做成各种美味佳肴，乃至对中药制剂剂型的启发，都产生了深刻的影响。此外，书中还专列出《汤液醪醴论篇》，论述了汤液醪醴的制法和用途。该书作为中国现存中医学文献最早的一部典籍，较全面地总结了前人医药学经验，不仅奠定了中医药理论体系的基础，而且也开创了中药药剂学的先河。

春秋战国时期，中国历史上出现第一个"诸子蜂起，百家争鸣"的文化高潮，各种学术思想都达到一定的高度。在这种客观环境的影响下，许多杰出的医者全面总结了春秋战国时期以及之前的医学成就，著成了中医第一部经典著作——《黄帝内经》。此书奠定了中医学的理论基础，历 2 000 年余年，经后世的不断演绎，不断补充，形成了今天丰富多彩的中医学。如东汉张仲景，在《黄帝内经》的理论基础上创造性地发展了"辨证论治"的法则，这不仅是一部临床实用性极强的巨著，同时，也补偿了在此前已经亡佚的《外经》（一部古代临床巨著，与理论巨著《内经》相对）的缺憾。我国数千年来的医学著作，有书目记载的,当在一万种以上,这是一笔莫大的财富。此外,散见于经、史、子、集、小说、笔记及道藏佛书中的医学资料,更是随处可得。例如《诗经》中涉及的忧思之病、疲惫困苦之病,属情志致病的范畴;《周礼》记载了春、夏、秋、冬分别有痟首、痒疥、疟寒、嗽上气等疾病,属时令之气太过不及致病;《山海经》中也记载了腹痛、呕、聋等疾病。

魏晋南北朝时期,由于长期战乱以及饥荒、疾疫危害着人民的生命,使医学发展十分显著,尤其是中医外科医术得到了突飞猛进的发展。华佗就是当时著名的医生,对针灸治疗有很大贡献。其医术精良,常常针到病除。由于魏晋南北朝整个中医学和外科医术水平的提高,人体解剖的事例也随之产生。人体解剖对进一步准确弄清人体的生理构造、经脉穴道提供了可能。我们现在能见到的就有三例人体解剖的记载。当时不仅名医辈出,而且著书立说之风也很盛行。医学著作略有百余种,不仅整理前说,而且多有创新。皇甫谧十分注意吸收这些同辈人的成果。如对王叔和整理《伤寒杂病论》,皇甫谧在《甲乙经》序言里评述:"撰次仲景,选论甚精。"王叔和还著有《脉经》一书,对诊断技术有深刻研究。皇甫谧由于自身多病,对实践更为重视。为了探求寒食散的医疗作用,还亲自服食。战乱时期对实用医学的需求增大,学科独立分化,技术迅猛发展。

明清时期温病学的发展也是将着眼点放在物质(正邪交争),他们大胆突破了"温病不越伤寒"的传统观念,在温病的辨证施治上,敢于总结前人经验,创立新理论,制定新治法,终于在外感热病方面,取得了划时代的成果。所以说,明清时代为温病学的形成阶段。成就总结起来有以下五点:一、创"新感温病"之说,丰富发展了温病发病学内容;二、提出疠气学说,在病因学上一大进步。三、以温病做为多种热病的总称,学术上自成体系;四、确立卫气营血和三焦辨证的温病学理论体系;五、丰富了温病的诊断和治疗的方法。当然,这期间也有将目光重新由宏观物质转到器官上去的,如王清任。

第二节　开基·中医理论横空出世

一、《黄帝内经》的问世

《黄帝内经》问世是中医理论体系形成的标志,这部从战国至西汉而完成的中医理论著作成为中医理论的渊薮。在这部著作中,论述了人体脏腑、经络、病因、病机,以及诊法、治则、辨证、针灸、摄生等内容,形成了中医学的理论体系。尤其难能可贵之处,《黄帝内经》借助古代哲学的研究成果,如精气、阴阳、五行等以阐发中医学理论体系,使古代的唯物观和辩证法思想贯穿其中,使中医理论体系的奠立具有科学内涵。

首先,《黄帝内经》承认世界是物质的,《素问·四气调神论》云:"天地俱生,万物以荣""万物不失,生气不竭""与万物浮沉于生长之门"。《素问·宝命全形论》云:"天覆地载,万物悉备,莫贵于人"。提出了物的范畴。这是古代哲学的重要内容。《内经》强调了物为宇宙之本体,人是物之一,把生命科学建立在物质的基础上,把中医学理论也建立在朴素唯物论的基础上,形成了中医学理论体系的科学内涵。在中医理论体系中,又借用古代哲学概念的"气"与"精气"作为物质的最基本单位,《素问·宝命全形论》云:"人以天地之气生,四时之法成。"《素问·天元纪大论》云:"在天为气,在地成形,形气交感,而化生万物矣。"强调了气是一切物质的基础。至于人的死亡,也与精气有关,《素问·生气通天论》将其归结为"阴阳离决,精气乃绝。"《内经》借助古代哲学家的气生万物、精气生万物观点,形成了人体的气化说、精气说,借以说明人体之生理、病理,并用于诊断与治疗,使中医理论体系建立在古代朴素唯物观思想基础上。

另一方面,中医学又借助阴阳五行学说以说明事物的对立统一规律和整体观念,以阐明人体与自然界事物的复杂变化,并将二者有机结合在一起,使中医理论中包含有丰富的辩证法思想。《内经》中明确指出阴阳的对立统一是天地万物运动变化的总规律,故《素问·阴阳应象大论》云:"阴阳者,天地之道也,万物之纲纪,变化之父母,生杀之本始。"并且认为这一规律是广泛普遍存在的。古代医家又运用五行学说来说明医学中的整体观念,运用五行的生克乘侮变化以说明自然界与人体中复杂关系的变化规律,以说明事物中某一方面与其他方面的密切关系。

《黄帝内经》注重人与自然、人与社会、人体自身的完整性与系统性,注重从整体出发的宏观认识。中医学的宏观认识,宏观考察生物人、自然人、社会人的总体功能变化规律。宏观认识人体自身,宏观把握五脏系统与精气神、经络等要素之间的相互联系和相互作用,构建了"天人相应"的宏观认识。《素问·气交变大论》说:"善言天者,必应于人;善言古者,必验于今;善言气者,必彰于物;善言应者,同天地之化;善言化言变者,通神明之理。"中医学立足于生命活动的主体——人,善于将时间、空间、环境、生物、人体等统一起来,重视时间、空间对人体的影响,注重它们之间的相互联系与相互作用。对于医生,《素问·著至教论》说:"子知医之道乎……而道上知天文,下知地理,中知人事,可以长久。"对于一个好医生来说,也必须将人的生命活动,与天文地理、季节气候、民俗民风、社会地位、社会责任、生活习惯等天、地、人三要素紧密结合在一起综合分析与权衡。

最后,《黄帝内经》强调恒动变化观。生命在于运动。恒动,即运动是永恒的、绝对的,静止是暂时的、相对的。运动是物质存在的形式。人体的生、长、壮、老、已,充分体现生命的动态过程。《素问·六微旨大论》说:"物之生,从于化;物之极,由乎变。变化之相薄,成败之所由也。"万物之生成从化而来,万物发展到极致由变而来。在疾病过程中,中医学注重动态的观点,注重疾病变化的全过程。疾病发生、发展、转归,疾病的不同阶段都贯穿了不同的病机变化。

《素问·阴阳应象大论》云:"阴阳者,天地之道也,万物之纲纪,变化之父母,生杀之本始,神明之府也,治病必求于本。"性质相反的两个方面、两种力量,总括为阴阳,阴阳的相互对立、相互作用推动着事物的变化与发展。

二、《难经》的问世

成书于汉以前的《难经》,全书以问答形式撰述(共81个问答),其内容包括生理、病理、诊断及治疗等各个方面,尤其是以脉诊和针灸治疗等方面的重大进展,补充了《内经》不足。

《难经》一书首先论述脉学,介绍脉诊的基本知识、脉学的基础理论,以及正常与反常脉象。首先提出了独取寸口的诊脉法,把古代比较繁难的三部九候等各种诊脉法统一为"独取寸口",简便易行。确立了以手腕寸、关、尺为三部,再分别每部之浮、中、沉为九候的"三部九候"脉诊法。《难经》在论述正常脉及各类疾病所反映出的病脉在疾病诊断上的意义,各类脉象之鉴别等方面,均发挥了《黄帝内经》的理论。

其次,本书论述了经脉的流注始终、经络的长度、营卫度数、奇经八脉、十五络脉及其有关病证。对《灵枢·经脉》作了深入阐述,主言经脉气绝之证候。《难经》集中发挥了《内经》对奇经八脉的含义、内容、循行部位和起止处,以及与十二经脉的关系、发病证候等。

最后,《难经》一书主要论述针灸腧穴。重点对五脏的募穴、俞穴的治疗以及五俞穴主治病证深入论述。重视狭义俞穴和一些特定位与经气运行的关系,以及与脏腑的关系等。论述针法,如迎随补泻法、刺井泻荥法、补母泻子法、泻火补水法等,以及这些方法的应用、宜忌、注意事项。指出针刺疗法要因时制宜,要着眼于治未病。

《难经》对诊断学、针灸学的论述也一直被医家所遵循,对历代医学家理论思维和医理研究有着广泛而深远的影响。

三、《神农本草经》的问世

《神农本草经》又称《本草经》或《本经》,托名"神农"所著,成书非一时,亦非一人所著,实成书于汉代,是我国现存最早的中药学专著,是中国中医药的第一次系统总结。《神农本草经》全书分为三卷,载药365种药物的疗效,将这365种药物分为上、中、下三品,分类的依据主要是药物的性能功效。这些药物至今仍是临床的常用药。它提出了辨证用药的思想,所论药物适应病证能达170多种,包括了内、外、妇、儿等多科疾病。对用药的剂量、时间等都有具体规定,同时《本经》首次提出了"君臣佐使"的方剂理论,一直被后世方剂学所沿用,这对中药学与方剂学起到了奠基作用。

《神农本草经》作为药学理论的奠基之作。主要成就体现在如下几个方面:

1. **药物品种** 《本经》中记载的药物品种几乎覆盖了大江南北,各地代表性的中药材都有记载。

2. **提出了药物的君臣佐使、七情配伍的配方理论** 以药物配伍为例,《神农本草经》中提出了君臣佐使的组方原则。所谓君臣佐使,本为社会中的不同阶层成员,有不同的职能与等级,药物学将其借用来说明药物在配伍中的不同角色,如上品药为君药,中品药为臣药,而下品药为佐使药。在组方时,应该充分考虑药物的特性,方中既要有君药、臣药,还要有起协助作用的佐使之药。其比例可按照一君、二臣、三佐、五使或一君、三臣、九佐使等则来处理。

3. **规定了药物的剂型** 《本经》认为:"药性有宜丸者,宜散者,宜水煮者,宜酒渍者,宜膏煎者,亦有一物兼宜者,亦有不可入汤、酒者,并随药性,不得违越。"一方面体现了在两千多年前中药剂型已有的成就,另一方面也体现了药物剂型工艺以及对哪些药宜用哪种剂型的研究经验。

4. **对药物治病取效的客观评价** 《本经》认为:"凡欲治病,先察其源,先候病机,五脏未虚,六腑未竭,血脉未乱,精神未散,服药必治。若病已成,可得半愈。病势已过,命将难全。"此处首先告诫人们,有病必须早治,其次强调了疾病的痊愈与否,不能完全依赖药物的作用,主要是机体的防御机能和在药物干预下机体驱邪愈病的内在能力。

5. **强调辨证施药** 《本经》提出:"疗寒以热药,疗热以寒药,饮食不消,以吐下药,鬼疰蛊毒以毒药,痈肿疮疡以疮药,风湿以风湿药,各随其所宜。"此语不但突出了辨证施治用药的主旨,还提示在辨证施治用药的前提下,务必要辨别疾病的性质(寒、热)用药,辨别病因而审因论治(如"饮食不消""风湿"),辨别病情轻重并根据病情轻重而施以用药(如"鬼疰蛊毒"均为重危病证),还要辨别躯体病(如"痈肿疮疡""风湿症")与内脏病(如"鬼疰蛊毒")的差异而用药。前者用"疮药""风湿药",后者用"毒药"。若通览书中365味药物的功效和主治,还可以发现,书中根据内科疾病、妇科疾病、外科疾病、五官科疾病、皮肤病等等不同病种而施以不同药物予以治疗,这些内容都充分体现了辨证施治的用药思想。

6. **重视服药时间与疗效的关系** 《本经》认为:"病在胸膈以上者,先食后服药;病在腹以下者,先服药而后食;病在四肢血脉者,宜空腹而在旦;病在骨髓者,宜饱满而在夜。"这说明本书作者在认真总结前人用药经验的基础上,认识到服药时间与药物疗效之间的密切关系。

7. **药有酸、咸、甘、苦、辛五味** 《本经》所谓"药有酸、咸、甘、苦、辛五味",其本义是指人们可以品尝到的药物真实滋味以及其对人体气血阴阳的作用。药物真实滋味不止五种,由于受事物五行属性归类理论的影响,于是自古至今,将药物之滋味统统纳之于五味之中,并将涩味附之于酸,淡味附之于甘,以合药物五味的五行属性归类。

8. **药物"有寒热温凉四气"** 《本经》所言药物有"寒、热、温、凉四气"。四气,即四性,是药物或食物的寒热温凉四种性质,与人们味觉可感知的五味相对而言,四气属阳,五味属阴,也就是《素问·阴阳应象大论》"阳为气,阴为味"之意。事物之阴阳属性是可分的,"阳中有阴,阴中有阳",故药物寒热温凉之性还可再分阴阳。温性、热性为阳,凉性、寒性属阴。热甚于温,寒甚于凉,其中只是程度的差异。

这三本书的问世标志着中医学的基本理论已经形成。

第三节 转型·哲学术语的医学改造

众所周知,经典中医理论的形成是以《黄帝内经》的成书为主要标志的,这一独特理论的形成,既得益于从上古到先秦历代圣贤哲人的不懈探索,又得益于春秋战国时期我国思想界长期的"诸子蜂起、百家争鸣"的催化,更得益于我国原创的东方传统哲学思想的指导。尤为重要的是,经典中医理论在自觉地应用传统哲学理论史,并不是与其他自然科学一样仅仅将其作为一般性的指导思想,而是开创性地将哲学主体术语内嵌于医学理论体系中,成功地将其内化为生命科学术语的核心要件,形成了哲学术语与生命科学术语自然融合、有机统一的独特理论表述模式。这种将哲学术语改造为医学术语的探索与实践,是经典中医理论独有的一次伟大的创新性的科学革命。

按照中医药高校《中医基础理论》教科书的表述,经典中医理论体系中关于生命活动和疾病发生发展的专论主要有藏象学说、气血精津液学说、经络学说、病因病机与发病学说、治则治法与预防学说等专门理论。在这些专论中,源于精气学说、阴阳学说、五行学说中的哲学术语始终贯穿前后,无处不在,成为整体理论结构不可替代的核心部件。

一、引入哲学术语是特定历史变革背景下的创新之举·

《黄帝内经》成书之前,中医先贤的研究一直是在整体认识论的指导下,坚持以"其死可解剖而视之""数之可十,推之可百,数之可千,推之可万"和"数之可数"等技术方法为主体路径的,并且形成了以不断追求深入分析和精确度量为特征的早期医学研究方法和优势技术体系。与之相适应,提炼创造出了诸如脏腑经络系列、奇恒之腑系列、气血津液系列等独具特色的系统性生命科学专有术语。同时,我们有充分的理由相信,倘若此后的中医学能够持续坚持这种直指毫微的纯粹自然科学技术路径,所捕捉和观察到的人体结构层次和生命物质种类一定会持续累积,与之相匹配的医学专门术语也一定会不断地应运而生、层出不穷,传统哲学也一定会继续维持着"指导思想"这一单纯角色,而不大可能成为医学名词术语要件的供体,经典中医理论的表达形式和体系结构或许是另外一番景象。

一般认为,《黄帝内经》成书于秦汉时期,这一时期以"文景之治"和汉武大帝时期社会最为繁荣和兴盛,也应当是经济文化和科技最为发达的时期。然而,正是在这一时期,中国社会经历了一次重大而深刻的变革,汉武帝高度推崇董仲舒所提出的"罢黜百家、独尊儒术"的主张,使其不仅跃升为社会主导思潮,而且被确立为重大国策。而儒家思想有一个不可动摇的核心,这就是"身体发肤,受之父母,不敢伤毁",因此,经过长期探索而建立的"解剖而视之""数之""推之"的观察度量分析研究方法失去了所依赖的社会环境和文化土壤,这也可以视作是中医药科学遭遇的一次重大灾变。紧要关头,中医学做出了具有深远影响的历史性抉择,一方面,把观察视野由体内转移到体外,并且坚持"天人相应""道法自然"的整体思维不动摇,采用"取象比类""司外揣内"等方法,从而在不解剖人体的前提下继续推进"视之""数之""推之"研究的深入,只不过观察和研究的主体不再是体内而是体外的世间万物;另一方面,由于不能继续"解剖而视之",不得已将原有的器官学研究手段与成果予以搁置,这样虽然失去了原来围绕五脏器官继续创建系统性生命科学专有术语的基本条件,但开创性地走出了一条超越器官、锁定精气、普遍联系、恒定运动的新型研究路线,同时,引进和借鉴一些重要的哲学术语并将其转化为专门表征生命科学的语言载体,维持了经典中医理论语言体系的完整性、系统性和科学性,成功化解了一次看似不可避免的重大科学灾变,使经典中医理论继续保持着历经千年长盛不衰的持久生命力。

二、哲学术语与医学术语聚合而成新的生命科学术语

经典中医理论对传统哲学术语的引进与借鉴,始终坚持"以医为主、为医所用""互为部件、双义互文"的基本法则和严谨方法。第一,引进过程是科学选择而不是全盘照搬和任意拼凑。其中,为突出五脏精气所固有的物质特性和生命活性,选择引进了"精""气"和"精气"概念;为突出精气物质所固有的互根互化对立依存等基本属性和相互关系,选择引进了"阴阳"概念;为突出五脏精气的基本秩序和相互联系,选择引进了"五行"概念;为突出五脏精气的恒动特点及其规律,选择引进了"气化"和"升降出入"等概念。第二,哲学术语与五脏术语相互聚合,分别转化成为新术语的构成要件,各自亦即失去了其原来单独成句的独立地位。而聚合形成的新术语形态,通常多是五脏术语前置,哲学术语缀后,例如肺气、肾精、脾阴、肝阳、心火、肝气升、肺气降等等,从此,聚合式术语结构成为常态,虽然有时偶见拆分出现的情形,也多是缘于

木牍竹简帛书时代的局限而形成的语法技巧层面的合理省略,其本义仍表征的是聚合术语所具有的完整语义。第三,已经作为新型术语部件的哲学术语虽然并未失去哲学原义,但已经受到五脏术语的规范和界定,赋予其具体而精确的生命科学内涵,从而使"精气"由原来泛指天地万物聚焦为专论人体生命之精气,"阴阳"由原来泛指天地万物的阴阳属性聚焦为专论人体精气之阴阳,"五行"由原来泛指天地万物运行规律聚焦为专论人体五脏精气之间的生克制化等等,这一系列进入到医学理论中的哲学术语,很大程度上具备了相当鲜明的为生命科学"量身定做"的特征。

三、哲学术语只有转为新术语构件始能表征医学要义

中医学毕竟是研究人体生命活动和疾病发生发展规律的科学,虽然在其经典著作中大量引用和借鉴了哲学的、社会的、人文的理念和术语,但说到底仅仅属于借鉴,其核心目的终究是为生命科学服务的。事实上,早期的中医学借鉴的不仅只有哲学,而是大量借用了不同时代天文、地理、气象、物候、历算、物理、化学等多种学科的原理和方法,但这些全部都仅仅是用来研究生命、论证疾病的工具。

哲学术语在尚未进入中医理论之前,其表征的是天地万物,语义指向是多元的、广义的、宏观的,并不能单纯或直接用来解答生命科学领域的具体问题。只有在与医学术语完美聚合的情形下,二者才能相互赋义、相互界定,原来的哲学术语才能在医学术语特别是五脏术语的规范下,指向生命物质及其规律,哲学术语才高度突出了专一性、具体性和医学性,这既是基于天人相应、道法自然的研究方法,又是哲学术语有序转型为医学术语的独特路径,由此才真正具备了诠释生命、解读疾病的功能,才能真正体现其在医学理论中存在的合理性和必要性,否则,在经典中医理论体系中大量存在的哲学术语就会变得毫无意义。

四、双义聚合性术语结构已然不可分割

哲学术语被科学地、巧妙地、完美地嵌入到中医学理论体系之后,便失去了其独立作为完整术语的特性,只是作为一个构成要件与五脏术语嵌合成为新的术语,同时,与之嵌合的五脏术语也已失去了其原有的完整性和独立性,

也仅仅是新的术语的构成要件,二者经过嵌合已经转型为一个全新的整体,用以表征具体的、微观的、单纯的、特定的事物,成为一个以医学属性为主体、包含有丰富的哲学内涵、相互界定、互为依托的一个不可分割的凝固性结构了,如肺气、心阳、肾精、肝木、脾土等等。在这里,医学部件的作用是对生命物质族群的分类和界定,而哲学部件的涵义则是表征具体的生命物质及其基本属性、相互关系、内在规律以及运行秩序等。倘若强行将其拆解开来,其医学部分又将回归器官之义,而中医学已将器官学研究予以搁置,这种回归毫无意义。更重要的是,拆解后哲学部分又会回归哲学范畴,泛解泛指万事万物,失去了生命科学固有的具体化、专属化、精准化特征,其在医学研究中必然会失之于笼统和空泛。总之,经典中医学在其创立和完善过程中,对传统哲学原理(认识论与方法学)的借鉴与吸收贯穿始终,借鉴与吸收的基本路径与模式是成功地对哲学术语进行医学化改造,这是中医学发生发展历史中的一次伟大的理论再造和创新工程。当我们致力于经典中医理论的解读和诠释时,必须充分确认这一本质特征,否则必然会偏离中医学的理论本原。

第四节　拓展·临床医学的跃然成型

《黄帝内经》作为中医药科学的奠基之作,是一部综合性医学全书,主论人体生命的基本原理、疾病发生发展的基本规律和疾病诊断防治的基本法则,但涉及的具体病证、具体方剂、具体药物等较少,换言之,《黄帝内经》并不是专门论述临床病证的著作。随着社会的发展,单纯依靠《黄帝内经》所确立的诊疗技术和方药已不能满足人们健康的需求,因此,在东汉末年,医圣张仲景的《伤寒杂病论》(包括《伤寒论》与《金匮要略》)应运而生,以此为标志,中医学的临床医学成为独立发展的体系。

一、张仲景及其《伤寒杂病论》

张仲景是东汉末年著名医学家,是中国古代医学的集大成者和临床医学的奠基人。

张仲景生活的东汉末年,社会极度动荡,战乱频仍,百姓流离失所,瘟疫频发,十室九空。其"宗族素多,向余二百,建安纪元以来,犹未十稔,其死亡者,三分有二,伤寒十居其七"。此时的张仲景,"感往昔之沦丧,伤横夭之莫救",

特别是"怪当今居世之士,曾不留神医药,精究方术,上以疗君亲之疾,下以救贫贱之厄,中以保身长全,以养其生……卒然遭邪风之气,婴非常之疾,患及祸至,而方震栗,降志屈节,钦望巫祝,告穷归天,束手受败……蒙蒙昧昧,蠢若游魂",于是,自己产生了强烈的穷究医理、治病救人的愿望,下决心投身于医学理论研究和临证实践中,在此基础上,"勤求古训,博采众方,撰用《素问》《九卷》《八十一难》《阴阳大论》《胎胪药录》,并平脉辨证,为《伤寒杂病论》合十六卷",从此,中国医学有了遵循和传承两千年的不朽巨著。

《伤寒杂病论》的问世,奠定了张仲景在中国医学史上的重要地位,成为后世从医者人人必读的重要典籍,张仲景也被后人尊称为"医圣"。清代医家张志聪指出:"不明四书者不可以为儒,不明本论(《伤寒论》)者不可以为医。"同时该书流传海外,成为各国研读中医学的重要典籍。据不完全统计,由晋代至今,整理、注释、研究《伤寒杂病论》的中外学者计逾千家。

二、临床医学的自成体系

临床医学,是相对于基础医学而言的,在学科形态和研究内容方面,基础医学多以经典理论的方式研究和探讨人体健康情况下的生理机制以及疾病状态下的病理变化,虽然其最终目的也是围绕疾病的防治而展开的,但较少讨论具体的病证,《伤寒杂病论》则不然,其立论直奔临床病证,或直论通过望闻问采集到的脉证,或主论临证最佳的治则方药,尽管在其大论中充满了科学的医学原理,但其论述形式无不是从临证出发,无不是从脉证入手,生动而具体。如在上部《伤寒论》中,开篇首论"辨脉法""平脉法",紧接着主论"伤寒例"和"辨太阳病脉证并治",足见全篇以脉证为主线,并且有具体而实用的方药,后世也曾因之将各类脉证表述为"方证",在这些"方证"中,望闻问切和理法方药贯穿始终,其临床医学的特征跃然纸上。在其下部《金匮要略》中,开篇首论"藏府经络先后病脉证",特别是提出了"见肝之病,知肝传脾,当先实脾,四季脾旺不受邪,即勿补之"的著名论断,是中医学治未病思想的经典警句,并且在治法方面又提出"夫肝之病,补用酸,助用焦苦,益用甘味之药调之。酸入肝,焦苦入心,甘入脾",这一系列研究方法和理论要旨,都是从临证实践入手的,因此我们说《伤寒杂病论》是中医临床医学的奠基之作,是临床医学走上独立发展之路的重要标志。

三、辨证论治法则的确立

　　关于辨证论治，是中医学使用频率最高的一个词，也常常被表征为中医学的重要特点，但确切地说，何为辨证论治？在中医学术界内部是有不同的理解的。一般认为，辨证论治一词脱胎于《伤寒论》的"辨太阳病脉证并治"等六个标题，形成固定术语并将其作为中医学的特点提出来则是晚清民国年间才出现的，主要是为了与西方医学有所区别，但无论如何，辨证论治确实是中医学的核心理论与优势技术，就目前的文献所及和学术共识，也确实是张仲景以及《伤寒杂病论》的首创。

　　之所以对辨证论治在学术界内部存在一些不同的理解，关键是对"证"的理解有所差异。一般认为，证是机体在疾病发展过程中的某一阶段的病理概括。由于它包括了病变的部位、原因、性质，以及邪正关系，反映出疾病发展过程中某一阶段的病理变化的本质，因而它比症状更全面、更深刻地揭示了疾病的本质。而"辨证"就是把四诊（望诊、闻诊、问诊、切诊）所收集的资料、症状和体征，通过分析、综合，辨清疾病的病因、性质、部位，以及邪正之间的关系，概括、判断为某种性质的证。这里面的问题主要在于疾病部位的问题，众所周知，西汉以后，中医学搁置了器官学研究方法，肝、心、脾、肺、肾等原有的五脏器官学名词不再是完整的名词，而是作为新的医学术语的构成要件而存在的，只有与引进的精气、阴阳等哲学概念结合之后才成为完整的医学术语，即使在文献中，五脏概念可能单独出现，但其实质也仅仅是一种简称，其本质内涵依然是肺气、心血、肝阴、脾阳、肾精等。那么，围绕五脏的所谓疾病部位又从何谈起呢？同时，中医学获取疾病的信息主要是对体表部位的望闻问切，其基本方法是司外揣内、取象比类和内景返观，这些方法客观上是难以确定疾病的部位的，而中医学基本上不很重视疾病的部位，所谓脾气虚弱、肝阳上亢、肾精亏虚、心血不足等病证，都和具体的部位无关，如果非要与部位牵扯联系，也只能是疾病最为痛苦的部位，如头晕、耳鸣、目眩等，而不是真正的发病部位，这也就是对辨证的解释中人们存在一些不同理解的原因所在。

　　至于论治，又称为"施治"，即根据辨证的结果，确定相应的治疗方法。辨证是决定治疗的前提和依据，论治是治疗疾病的手段和方法。通过论治的效果可以检验辨证的正确与否。辨证论治的过程，就是认识疾病和解决疾病的过程。辨证和论治，是诊治疾病过程中相互联系不可分割的两个方面，是理论和实践相结合的体现,是理法方药在临床上的具体运用,是指导中医临床的基本原则。

无论如何,辨证论治是中医学的基本法则,这一基本法则是由张仲景及其所著的《伤寒杂病论》在继承光大《黄帝内经》理论的基础上而确立的,这一点是毋庸置疑的,这也正是张仲景对中医药科学发展的伟大贡献,也是历代医家对其推崇备至的原因所在。

四、正邪理论的核心地位

以《黄帝内经》为主导理论的中医学是关于生命物质(精气阴阳)及其秩序的科学,精气阴阳物质活动的正常特别是其基本秩序的正常,就是健康状态,精气阴阳物质活动的异常特别是基本秩序的异常,就是疾病状态,而采取医疗干预措施促使精气阴阳物质活动特别是其基本秩序恢复正常,就是治疗。《伤寒论》的伟大之处,就在于全面继承和光大了《黄帝内经》的正邪理论,因此我们说,《伤寒论》是在《黄帝内经》基础上的一次跨越性发展。

就《伤寒论》各篇第一条也就是我们说的提纲条款来看,原文分别是"太阳之为病,脉浮、头项强痛而恶寒","阳明之为病,胃家实是也","少阳之为病,口苦、咽干、目眩也","太阴之为病,腹满而吐,食不下,自利益甚,时腹自痛,若下之,必胸下结硬","少阴之为病,脉微细,但欲寐也","厥阴之为病,消渴,气上撞心,心中疼热,饥而不欲食,食则吐蛔,下之利不止"。这六大提纲总体来说就是正邪相争的六种状态,而正邪相争的表现聚焦于对特定正气的影响和正邪之间力量的消长。如太阳病,影响的正气主要是具有卫外功能和推动功能和温煦功能的正气,正邪力量属于正盛邪实,这是太阳病的共性所在,而麻黄汤证、桂枝汤证、大小青龙汤证等,均属于这一共性的延伸;而阳明病,影响的正气主要是具有受纳腐熟、传导水谷以及运化调控功能的正气,相互之间也属于正盛邪实;少阳病影响的正气主要是具有疏泄功能的正气,相互之间属于一种动态起伏的消长关系;至于三阴病,总体来说属于正虚邪微,只不过虚损的正气有所不同而已。

综上,张仲景的《伤寒论》是以正邪关系而立论的,其研究的重点是人体精气阴阳活动的能力和状态以及相互之间秩序的协调与否,而对邪气的研究主要关注特定邪气对特定精气阴阳物质的损害以及对秩序的破坏,其立法处方也都是以保护受累的精气阴阳物质、祛除造成损害的邪气、恢复紊乱的秩序等为出发点的,这也正是对《黄帝内经》正邪理论的发展和创新。

第五节　再现·经典著作的整理传承

一、《黄帝内经》的再现与医经学派的传承

《黄帝内经》成书于秦汉时期,虽然现代考古学证明当时已经发明了造纸术,但尚未推广普及,也没有真正用于日常书写印刷,当时的书籍依然是以竹简木牍为主、辅之以帛书之类,因而也就不可能有大量的复制版本。更重要的是,东汉末年开始,战乱频发持续数百年,动荡的时局造成了大量珍贵典籍的亡佚,《黄帝内经》的散乱失传也就在所难免了,幸遇有识之士得逢真经、慧眼识珠、整理编校,方使鸿篇巨著再度传世造福人类。

史料记载中第一个整理《黄帝内经》的当属杨上善,杨上善是隋末唐初时人,他首次将所发现的《黄帝内经》残卷整理为《黄帝内经太素》三十卷。此书保存了早期的《素问》风貌,得到现代学者的重视,是研究《黄帝内经》的重要参考书。《太素》一书在北宋后失传,但在 19 世纪时,日本学者在日本仁和寺发现《太素》残卷 23 卷,后清朝杨守敬出使日本时取回。《太素》是我国现存最早的一部全文类编注释《内经》之作,是《黄帝内经》早期传本之一,包括《素问》《针经》(即《灵枢》)两部分内容。

真正在《黄帝内经》的整理传承中作出突出贡献的当推唐代王冰。王冰曾做过太仆令,后世因称之为王太仆,是我国唐代著名的医学家。长期研究《素问》,经过分门别类、拾遗补缺、阐明奥义、删繁存要以及前后调整篇卷等整理研究工作,著成《补注黄帝内经素问》24 卷、81 篇,为整理保存古医籍作出了重要的贡献。

《黄帝内经》作为中医学理论的奠基之作,受到历代医家的高度推崇,有许多医家把研究《黄帝内经》作为毕生的事业,并且形成了中国医学史上影响深远的一个学术流派——医经学派。所谓医经学派,就是致力于以《黄帝内经》为代表的中医学基础理论研究的流派。早在汉代时就已经有医经七家,其代表著作有:《黄帝内经》《黄帝外经》《扁鹊内经》《扁鹊外经》《白氏内经》《白氏外经》《白氏旁经》,但仅有《黄帝内经》一书承传下来。历代研究《内经》、发挥《内经》的医经学派及其代表性著作主要有:梁代全元起《内经训解》,隋末

唐初杨上善《黄帝内经太素》,唐代王冰《素问释文》,宋代林亿等《素问释文新校正》,元代滑寿《读素问钞》,明代吴崑《素问吴注》,马莳《黄帝内经灵枢注证发微》与《黄帝内经素问注证发微》,李中梓《内经知要》,张景岳《类经》,清代张志聪《素问集注》《灵枢集注》,沈又彭《医经读》等。

二、《伤寒杂病论》的光大与伤寒学派的传承

与《黄帝内经》一样,张仲景的《伤寒杂病论》也因战乱未能传播,是晋代王叔和高度重视并加以整理,才使得这部医学巨著得以传世并成为中医学理论和临床的重要典籍。

王叔和,晋代高平医学家。少时博览群书,通晓经史百家,与仲景弟子卫汛交好,并深受其熏染,对医学发生兴趣,曾任王府侍医、皇室御医等职,后又任太医令。他的主要医学贡献在于费千钧之力,耗日夜之苦,倾毕生之学,掘竹木之本,光大伤寒之论,再耀仲景之学,后世有人曾说,若非高平王叔和,世间再无《伤寒论》。

从王叔和开始,研究伤寒之风日盛,世代延续,形成了著名的伤寒学派,至今仍然是中医界的主流学派之一。首先,王叔和从脉、证、方、治入手,按照张仲景辨证施治精神进行编次;唐代孙思邈在晚年见到《伤寒论》,按照太阳病、阳明病、少阳病、太阴病、少阴病、厥阴病分类条文,并采用"方证同条,比类相附"的研究方法,突出主方,以方类证;北宋林亿之后,研究《伤寒论》的医家不下80余家,著名的有庞安时、韩祗和、朱肱、许叔微、郭雍、成无己、王好古等。明清时期,流派纷起,研究日深,著名的有以方有执为代表的错简重订派,以张志聪、陈修园等为代表的维护原论派,以柯韵伯、徐大椿等为代表的以方类证派,以尤在泾为代表的按法类证派,以钱潢为代表的按因类证派,以沈金鳌为代表的按证类证派,此外,喻昌、张璐、程应旄、周扬俊、黄元御、吴仪洛、张遂辰、张锡驹、秦之祯等都是明清伤寒学派的重要代表人物,足见唐宋至明清时期伤寒学派的繁荣兴盛。

我们说王叔和的医学贡献是整理《伤寒论》并成为伤寒学派的开山鼻祖,其实王叔和的贡献远不止于此,尤为突出的是在脉诊、脉学方面,为世人所推崇。王叔和的脉学专著《脉经》,集汉以前脉学之大成,选录《内经》《难经》《伤寒论》《金匮要略》及扁鹊、华佗等有关脉学之论,阐析脉理、脉法,结合临床实际,详辨脉象及其主病,首次系统归纳了24种脉象,对其性状作出具体描述,

确定了有关三部脉的定位诊断,为后世脉学发展奠定了基础。

第六节 分化·临床学科的自主发展

从张仲景创立临床医学并确立辨证论治法则开始,中医临床医学进入了一个全新的发展时期,特别是经过盛唐时期经济社会繁荣的推动和支撑,临床医学的发展成果日益丰富,不同学科相对专门化、自主化发展成为新的趋势。

一、中医儿科学的自主发展 ·········

由于小儿与成人之间存在生理、病理方面的显著差异,历代医家较早开始关注小儿的特点,或者可以说中医儿科学是最早开始探索独立发展路径的学科。一般认为,中医儿科学的独立,始于宋代钱乙的《小儿药证直诀》,但据史料记载,早在先秦时期医学家已经开始了这方面的探索,《史记·扁鹊仓公列传》中有"扁鹊……入咸阳,闻秦人爱小儿,即为小儿医"的记载,之后又有《颅囟经》一书流传,唐代王冰《素问注》第七卷内有关于《颅囟经》由"师氏藏之"一语,《宋史·艺文志》中也有关于师巫《颅囟经》二卷的记载,并且有"穆王贤士师巫于崆峒山得而释之"的说法,详细年代虽不可考,但至少应当是唐代以前之作,明代以后原书已佚,今之所存为辑自《永乐大典》和《四库全书》,属于残卷,但仅有儿科临床部分病证诊疗的论述,并没有形成系统而完整的理论体系。

中医儿科学创立的标志是钱乙《小儿药证直诀》的问世。钱乙,字仲阳,北宋医家,专事儿科,并被授予翰林医学士和太医院丞,其一生著作颇多,有《伤寒论发微》五卷,《婴孺论》百篇,《钱氏小儿方》八卷,特别是《小儿药证直诀》传世至今,是中医儿科学的必读经典。

《小儿药证直诀》成书于宋宣和元年,全书分为上、中、下三卷,上卷专论小儿脉、因、证、治,收列儿科常见病证治80余条,中卷收载典型病案23则,下卷列载方剂124首。所提出的"小儿脏腑柔弱,易虚易实,易寒易热"的著名论断至今一直指导着临床,所创立的六味地黄丸、导赤散、泻白散等至今仍然是临床广为应用的经典名方。《小儿药证直诀》建立了儿科五脏辨证体系,是中医儿科辨证学中最重要的方法。钱乙之后,儿科名医辈出,不断有专著问世,最具代表性的有北宋董汲的《小儿斑疹备急方论》、南宋刘昉的《幼幼新书》、陈文中的《小儿痘疹方论》《小儿病源方论》、元代曾世荣的《活幼口议》《活幼心书》、明代薛铠、薛己父子的《保婴撮要》、万全的《幼科发挥》《育婴秘诀》《片玉心书》、清代夏禹铸的《幼科铁镜》、陈复正的《幼幼集成》等，形成了理论不断丰富、技术不断发展、人才不断传承的儿科医学体系。

二、中医妇科学的自主发展

中医学关于妇科疾病的探索也有很长的历史，《史记·扁鹊仓公列传》中有"扁鹊过邯郸闻贵妇人，即为带下医"的记载，《黄帝内经》中也有较多关于妇女生理病理的论述，如"女子……二七而天癸至，任脉通，太冲脉盛，月事以时下，故有子……七七任脉虚，太冲脉衰少，天癸竭，地道不通，故形坏而无子也"等。一般认为，唐代昝殷的《经效产宝》是现存第一部中医妇产科专书，但其主要内容以产科为主，而由于中医学早在《黄帝内经》时期就基本搁置了器官学的研究，因此以器官学为重要基础的产科在后世并没有得到显著的发展，能够大力发展的只有妇科学。

中医妇科学独立发展的重要标志是南宋陈自明的《妇人大全良方》。陈自明三世业医，曾任建康府明医书院医谕。所著《妇人大全良方》24卷，共260多篇论述。该书是对前人成就及本人临床经验的总结，内容丰富，在理论和实践方面形成完整的体系，学术价值和实用价值很高，为中医妇科学的形成和发展作出了重要贡献。陈自明之后，中医妇科学作为独立的临床学科实现了自主发展，最具代表性的医家和医著有明代王肯堂的《女科证治准绳》、武之望的《济阴纲目》，清代傅山的《傅青主女科》、沈金鳌的《妇科玉尺》、吴道源的《女科切要》、陈莲舫的《妇科秘诀大全》等，从而使妇科学成为研究妇女生理特点、诊疗妇科特有病证、维护妇女身心健康的重要学科。

三、中医外科学的自主发展

中医外科学的探索历史非常久远，最早人们曾将医学划分为四个大类，即疾医、疡医、食医、兽医，其中的疡医就是指主要从事疮疡等外科疾患诊疗的医家。《灵枢》中曾专列痈疽篇，所载外科病名17种，史书记载华佗曾经是以外科著称的汉代著名医家，宋代《太平圣惠方》提出了"五善七恶"以及内消、托里等治法，妇科大家陈自明也曾撰写过《外科精要》一书，及至元代，相继有朱丹溪的《外科精要发挥》、齐德之著的《外科精义》等问世,特别是危亦林的《世医得效方》,是一部创伤外科专著,总体来看,经验总结较多,但尚未形成系统的理论体系,中医外科学的成熟,主要在明代以后。

明代是中医外科非常兴盛的时期,曾有薛己的《外科枢要》、汪机的《外科理例》、王肯堂的《疡科准绳》、申斗垣的《外科启玄》等问世,真正标志着中医外科学走向成熟并自主发展的是陈实功的《外科正宗》。

陈实功,明代外科学家,从事外科四十余载,于明万历四十五年撰写了一部重要的外科医学著作《外科正宗》,全书共二十余万字,共分四卷。该书从病痛的根源、诊断到外科上常见的大部分疾病,从各家病因理学说到临床症状和特点,以及各种病症的治疗方法,手术的适应证、禁忌等都进行了详细的论述,特别是详述病因病机、证候、辨证、治疗、预后等,并附典型医案加以论证,条理清晰,十分完备,影响巨大,后人称之为"正宗派"。及至清代,中医外科学进一步发展,影响较大的有王维德的《外科全生集》,该书创立了以阴阳为主的辨证论治法则,其创立的阳和汤、小金丹、犀黄丸等至今仍然是外科临床的常用方药,以其为代表,后人称之为中医外科的又一大学派——"全生派"。与此同时,高锦庭的《疡科心得集》也具有很大的影响,后人称之为"心得派"。需要指出的是,中医的外科学主要研究的是体表疾病,这与现代医学的外科学有很大的不同,这一点同样也是由于从《黄帝内经》开始,中医学搁置器官学研究的必然结果。

第七节　争鸣·医学发展的内生动能

在整个中医学术发展的历史过程中,金元时期是一个较为特殊的时期,各具特色的医学流派的形成和出现,有力地促进了中医学的发展和完善,这与金元四大家的崛起有着密不可分的关系。金元四大家是指金元时期具有突出医学成就的四位医家,即刘完素、张从正、李杲、朱震亨,他们提出了独特而又自成体系的学术主张,引发了医学上的学术争鸣。正如《四库全书总目提要·医家类》所言"儒之门户分于宋,医之门户分于金元"。在整个中医学术发展史中,金元四大家理论体系的形成与之前的医学理论和实践相比是一个新的突破,由此引起了明清以后医学发展的新的高潮。

过了南北朝和隋唐五代的医学积累时期,医学发展到宋代,所有的医学理论已不能解决不断涌现的新问题,对医学理论的新发展提出了迫切要求。金元时期,战乱频繁,传染病流行,劳倦内伤疾病普遍发生,对医学提出了新要求。为应对新形势的出现,引发了医家对《局方》的反思。《局方》作为宋政府为适应其官方药局而制定的成方规范具有巨大的学术导向作用,但其固定成方的运用与中医辨证论治产生矛盾,以及《局方》中大多为辛温香燥之品与大量火热所致病证之间的矛盾,都迫切需求新的理论的出现。当此之时,一些富有革新精神的医学家就应运而生。

刘完素,字守真,约生活在公元1110年—1200年之间,河北河间人,故后人称刘河间。他非常重视《黄帝内经》理论的研究,认为医学的"法之与术,悉出《内经》之玄机"。他注重对五运六气和亢害承制理论的研究,受运气学说的影响,在深入研究《内经》病机十九条的基础上,对火热病证详加阐发,成为主火论者。刘完素提出了"六气皆能化火"说,强调风、湿、燥、寒诸气在病理变化过程中,大多能化热或火热相兼同化,而火热也往往是产生风、湿、燥、寒的原因之一。因此,后人把这一论点概括为"六气皆能化火"。同时,刘完素对内伤火热病机十分重视,并提出"五志过极皆为热甚"的观点。他说:"五脏之志者,怒、喜、悲、思、恐也。若志过度则劳,劳则伤本脏,凡五志伤皆热也"。刘完素认为阳气怫郁是火热病发生发展过程中的一个中间环节,由于阳气郁结,气机阻滞,而化火热;如寒邪可以导致阳气怫郁而生热,因"寒主闭藏,而阳气不能散越,则怫热内作";又如湿热之邪郁而日久化热,乃水湿怫郁不得发散,营卫受阻,"积湿成热"。阳气怫郁可导致气机升降出入的道路闭塞,气机郁滞,阳气不能开通宣行而广泛致病。

张从正,字子和,约生活在公元1156—1228年,金·睢州考城人(今河南省兰考县一带)。张从正丰富发展了《内经》"其在皮之,汗而发之","其高者,因而越之","其下之,引而竭之"的治疗原则,善用汗、吐、下三法以攻邪。其对汗、吐、下三法的独特运用,丰富了三法的内容,扩大了三法的治疗范围,完善了三法的治病理论,在临床上有很高的实用价值。从中医病因学说的观点来看,疾病的产生与否,主要取决于人体正气和邪气两个方面。人体正气充沛就能拒邪于外,而邪气亢盛常致正气虚衰而致病,故《内经》中有"正气存内,邪不可干;邪之所凑,其气必虚"之说。张从正创立的攻邪学说,独特运用了汗吐下三法,辩证地揭示了寓补于攻的道理,把驱邪与扶正置于一个事物的两个方面,力主攻邪,但在攻邪的同时又注意人体正气的培补。

李杲,字明之,晚号东垣老人,宋金时真定(今河北正定县)人,生活于公元1180—1251年。李杲所处时代正值金元混战,人民疲于奔命,恐惧忧伤,饥困劳役,致损伤脾胃。而医执古不化,或滥用《局方》温燥,或不善师仲景、河间,妄用发表、寒凉,重伤脾胃之气,因此罹患脾胃病的人很多。李东垣提出:"脾胃是元气之本""脾胃为升降之枢""内伤脾胃,百病由生"。提出脾胃内伤的原因有饮食不节、劳役过度、精神刺激等。因此脾胃内伤的病机为:气火失调,升降失常。李杲在气机升降的问题上十分重视元气、胃气生长和升发的一面,指出只有元气、胃气升发上升,脾胃升降正常,其脾胃的生理功能才能正常。

朱震亨,字彦修,元代著名医学家。婺州义乌(今浙江义乌)人。生活于公元1281—1358年。朱震亨是一位富于创新精神的医学家。为纠正时弊,承河间、从正、东垣诸家之说,结合自己的临床实践,提出了"阳常有余阴常不足"和"相火论"等新学说,在治疗上提倡滋阴降火,其目的是使人体的阴阳达到"阴平阳秘。"朱氏在治疗杂病方面也有自己独特见解。以气血痰郁为纲,其治法"不出乎气血痰,故用药之有三:气用四君子汤,血用四物汤,痰用二陈汤。又云久病属郁,立治郁之方,曰越鞠丸。故四法者,治病用药之大要也。"朱震亨滋阴论的理论特点是以理学的"阳常盈,阴常亏"为哲学依据的,阐述了人体阳有余而阴不足,复加相火妄动,耗伤阴液,从阴阳的对立制约关系出发,强调阴虚不能制阳和阳盛必伤阴的两种机理皆可以引起"阴虚阳盛"的必然结果,较为系统地发挥了滋阴的理论,从而为滋阴的治疗奠定了理论基础。

继河间、丹溪之学广为传播之后,明代时医用药每多偏执于苦寒,常损伤脾胃,克伐真阳,又形成了新的寒凉时弊。鉴于此,以薛己为先导的一些医家在继承东垣脾胃学说的基础上,进而探讨肾和命门病机,从阴阳水火不足的角度探讨脏腑虚损的病机与辨证治疗,建立了以温养补虚为临床特色的辨治虚损病证的系列方法,强调脾胃和肾阳对生命的主宰作用,在辨证论治方面,立足于先后天,或侧重脾胃,或侧重肾阳,而善用甘温之味,后世称之为温补学派。代表医家有薛己、孙一奎、赵献可、张介宾、李中梓等。

薛己,明医家。其学术思想悉以东垣脾胃内伤论为中心,强调"人以脾胃为本","胃为五脏本源,人身之根蒂","若脾胃一虚,则其他四脏俱无生气"(《明医杂著·补中益气汤》注),"人之胃气受伤,则虚证蜂起"(《明医杂著·风症》注),发挥了东垣"脾胃内伤,百病由生"的理论,更强调了脾胃内伤与虚证的关系。在治疗上统治以东垣补中益气汤,或出入于四君、六君之间。又主张若补脾不应,即求之于肾和命门之水火阴阳不足,若肾阴不足,用六味丸,壮水之主以制阳光;若命门相火不足,用八味丸,益火之源以消阴翳。临床上崇尚温补,力戒苦寒,实为温补学派之先驱。

孙一奎,明医家,著《赤水玄珠》《医旨绪余》等。其论命门学说的特点是综合《难经》关于命门和肾间动气理论,并融入《易经》中太极生阴阳的思想,阐发为动气命门说,即以命门为两肾间动气,为人身生生不息之根,并以命门动气说指导临床,突出表现在注重保护三焦元气,对虚损诸证,多从下元不足论治,自制壮元汤,配合东垣补中益气汤作为三焦元气不足之主方。此外,注意保护脾胃,也是孙氏的临床特点之一。

赵献可,明医家,著《医贯》,阐发命门学说,自成一家言。其论命门,认为位居两肾之中,有位无形,为人身之君主之官,居于十二官之上,实为生命之主宰。以命门为君火,并居先天之水火。其临床治疗亦特别重视先天之水火,云:"先天水火,原属同宫,火以水为主,水以火为原。故取之阴者,火中求水,其精不竭;取之阳者,水中寻火,其明不息。斯大寒大热之病得以平矣。"(《医贯·阴阳论》)其所谓"火中求水",即用六味丸补水以配火,用治因真水不足所致之火有余证,壮水之主以制阳光:"水中寻火",乃用八味丸于水中补火,用治因真火不足而致的水有余证,益火之源以消阴翳。大大推广了六味、八味的临床应用。

张介宾,明著名医家,著《景岳全书》《质疑录》《类经》等。张氏所论命门与赵献可略同。认为命门藏先天之水火,为元阴元阳所居之所,故"命门之水火为十二脏之化源,五脏之阴气非此不能滋,五脏之阳气非此不能发"(《类经附翼》)。五脏之功能必赖命门始能发挥正常。若命门之元阴、元阳亏损,则必变生脏腑阴阳虚损之病,所谓"火衰其本则阳虚之证迭出,水亏其源则阴虚之病迭出"(《类经附翼》)。创制左归、右归作为治疗命门先天水火不足的主方。大力倡导"阴阳相济",完善了阴阳虚损治法。其阴阳理论的另一个重要观点是阳重于阴,反对朱丹溪的"阳常有余,阴常不足"论,针对性地提出"阳非有余"论,认为"天之大宝,只此一丸红日;人之大宝,只此一息真阳"(《类经附翼》),为其温补学说奠定了理论基础。

温补学派诸家发展了易水学派的脏腑病机学说,既重视调理脾胃以治疗内伤杂病的积极作用,又深入探讨了肾命学说,从真阴元阳两个方面阐明了人体阴阳平衡的调节机制及其重要意义。对于命门的部位及其生理作用,提出了不少学术见解,有力地推动了中医学理论的发展。

这个时期的医学思想和理念对中医学理论体系的充实和推进作用,对后世医家成长的影响都是不可磨灭的。他们处于同一个时代,互相之间是争鸣的、相互之间是促进的,进一步促进了中医学的发展,也为后世的新学科、新学说的发展做出了贡献和探索。在两三千年的发展过程中,中医学是建立在农耕文明、手工业文明基础之上,发展是缓慢的;但我们研究发现中医学凡是取得重大发展与突破的医家中,他们的学术思想都是建立在精气阴阳为基础开展的研究之上。

第八节　传奇·千年本草的至工至巧

中药,是在中国传统医药理论指导下采集、炮制、制剂,并说明作用机理,指导临床应用的药物。中药主要来源于天然药及其加工品,包括植物药、动物药、矿物药及部分化学、生物制品类药物。由于中药以植物药居多,故有"诸药以草为本"的说法。

我国中药材加工及炮制具有十分悠久的历史,早在先秦时代的《五十二病方》中,就出现了大量炮制中药的内容。中国幅员辽阔,各地自然资源、用药习惯、生活习俗、文化传统等方面殊异,"浸、泡、煅、煨、炒、制、蒸、煮"等方面,因药制宜,各具特色,制作精细,注重药效,从而形成了不同的炮制技术帮派。

无论是神秘的雪域高原,苍凉的戈壁沙漠,茂密的原始丛林,还是湿润的水乡河泽,每一味本草都有适应其生长的最佳境域,中药谓之"道地"。人们把在特定境域出产、品质明显优于他处的药材,称为"道地药材"。

道地药材,地道炮制。中药与药人的对谈,成就了至工至巧的千年本草。

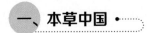

一、本草中国

(一)药食同源

《淮南子·修务训》称:"神农尝百草之滋味,水泉之甘苦,令民知所避就。当此之时,一日而遇七十毒。"自神农时代始,中国古代先民就认为药与食不可截然分开,无毒者可就,有毒者当避。中国中医学自古以来就有"药食同源"(又称为"医食同源")理论。这一理论认为:许多食物既是食物也是药物,食物和药物一样同样能够防治疾病。在古代原始社会中,人们在寻找食物的过程中发现了各种食物和药物的性味和功效,认识到许多食物可以药用,许多药物也可以食用,两者之间很难严格区分。这就是"药食同源"理论的基础,也是食物疗法的基础。

茨实,被《神农本草经》列为上品的一味本草,在民间被誉为"水中人参"。因其形状酷似"鸡头",又俗称"鸡头米"。《神农本草经》称其具有"补中益气,耳聪目明,不饥延年"的功效。是一味典型的"药食同源"的食物。作为药材,茨实经常与麦麸一起炒制,经过麸炒后的茨实,涩性增强,芳香健脾。但对于江南人来说,茨实还是初秋养生进补的时令美味。茨实入食的方法非常多样。"药食同源",成就了中华本草的双面传奇。茨实、莲子、枸杞、山药等,都是食疗养生的佳品。"以食为药,以食代药",是中医学常用的治疗方法。

(二) 地道炮制

人与本草,相依而存,坚持道地药材的种植、采收与炮制,并不仅仅是一种营生,更是中医药人对本草的守护与传承。中医人都知道,最好的医生后面,往往有一个最好的炮制师。医生开得再好的药,没有炮制最好的药材出来,再好的处方也等于零。

中药炮制,古时又称"炮炙""修事""修治"。药物经炮制后,不仅可以提高药效、降低药物的毒副作用,而且方便存储,是中医临床用药的必备工序。中药炮制的发展大致可分为四个时期:春秋战国至宋代是中药炮制技术的起始和形成时期;金元、明时期是炮制理论的形成时期;清代是炮制品种和技术的扩大应用时期;现代是炮制振兴、发展时期。

二、制药技术的发展

我国古代中药具有悠久的用药历史和丰富的用药形式,制药技术较为发达。对于药物剂型而言,古代就有药性决定剂型、从临床用药需求选择适宜剂型的论述。早在商代就有汤剂使用记载,战国时期《五十二病方》记载有丸剂、洒(散)剂。该时期丸剂最为常用,出现有以酒、醋、油脂制丸的技术;《内经》有汤剂、丸剂、散剂、膏剂、酒剂的记载。

汉代张仲景在"因病制剂"的原则指导下创制了各种药物剂型,其《伤寒论》和《金匮要略》中记载有煎剂、丸剂、散剂、酒剂、坐剂、导剂、含化剂、滴剂、糖浆剂、软膏剂、洗剂、栓剂等十余种剂型。

晋代《肘后备急方》记载有黑膏药、干浸膏、浓缩丸、蜡丸、熨剂等剂型,并首先使用"成药"这一术语,并有专章论述。唐朝《备急千金要方》《千金翼方》所载"紫雪丹""磁朱丸""定志丸"等中成药至今仍在沿用。

宋朝是我国成药大发展时期,设立有专门的制药、售药机构,同时期编著的《太平惠民和剂局方》,收载了大量的方剂及其制备方法,被称为世界上第一部中药制剂规范。

明代《本草纲目》收载中药剂型近 40 种,除记载丸散膏丹常用剂型外,尚有油剂、软膏剂、熏蒸剂、曲剂、露剂、喷雾剂等。明清时期,中药制剂品种繁多,剂型齐备,官方管理严格,其生产与经销得到进一步扩大。

三、本草著作与百年老字号

(一)《新修本草》

7 世纪中叶的初唐,国家统一,经济迅速恢复和发展,西北少数民族的内迁,西域和印度文化不断输入,使唐代的药品数目和种类不断增加,丰富了药物学的内容。而当时医家奉为治病指南的《本草经集注》由于陶氏编著时存在的种种不足以及梁后一百多年来传抄改移所出现的错误,已不适应当时形势的需要。唐朝政府遂下令修撰新的本草著作。由 23 人组成的编修者队伍奉命集结,于显庆四年(公元 659 年)完成了《新修本草》的编纂,中国第一部由政府颁布的药典,也是世界上最早的药典诞生。

《新修本草》系统总结了唐以前药物学成就,是世界上第一部由国家正式颁布的药典性专著。它比欧洲最早的《佛罗伦萨药典》(1498 年出版)早 839 年,比 1535 年颁发的世界医学史上有名的《纽伦堡药典》早 876 年。内容丰富,图文并茂,成为约束医生、药商的标准药物学著作,具有很高的权威性和实用性,亦为此后五代、后蜀及宋代的官修本草提供了补订的蓝本。该书问世后,在国内外都产生了较大的影响,被唐政府列为医学生的必修之书。此书后传入日本,日本律令《延喜式》记载:"凡医生皆读苏敬《新修本草》。"同时也为日本的药物学发展做出了贡献。

(二)《太平惠民和剂局方》

《太平惠民和剂局方》是全世界第一部由官方主持编撰的成药标准。本书当前中医临床、教学、科研以及中药炮制、制剂、调剂研究工作者的必读书籍之一,也是高等中医药院校学生学习中药学、方剂学的重要参考书籍之一。

（三）山西广誉远

明嘉靖二十年（公元 1541 年），一家药堂在山西悄然成立。在历经了广盛号、广升聚、广升蔚、广升誉、广升远等诸多名号的更迭之后，至今以"山西广誉远中药有限公司"落于山西太谷。现为山西省中药企业典范，并在 2006 年成为首批被中华人民共和国商务部认定的"中华老字号"。

在清代，广誉远与广州陈李济（1600 年建立），北京同仁堂（1669 年建立），杭州胡庆余堂（1874 年建立）并称为"清代四大药店"。

广誉远拥有丰富的产品，有丸剂、胶囊剂、酒剂、片剂、颗粒剂、散剂、口服液、煎膏剂共八个剂型，继承着龟龄集、定坤丹、安宫牛黄丸、牛黄清心丸、六味地黄丸、乌鸡白凤丸等 103 种中药古方及炮制工艺，从方剂、配伍、选材、炮制等诸多方面，承载并展现着中华中医药文化的核心精神与巨大价值。

龟龄集，著名的补益壮阳古方，有"御用圣药""养生国宝"的美誉。相传明朝嘉靖皇帝自幼体弱多病，两道士进献了一味由多种药材炮制而成的仙丹，取长寿之意，命名为龟龄集。服用之后嘉靖皇帝果然体格强健起来，龟龄集遂成御用"圣药"，神秘的药方最终被偷偷带出皇宫。来到太谷落地生根，然而直到现在，龟龄集的完整组方和炮制方法依然属于至高机密，只有传承本人知晓。就药物组成而言，其炮制过程更是别具一格，例如鹿茸，一般皆辅以黄酒炮制，而在龟龄集中则使用酿晒三年的陈醋，公丁香要用花椒水浸泡，并炒至蒂头出现白点为止，熟地黄必须经历九蒸九晒，一共 28 味本草，经过 99 道大工序方能修成正果。

（四）北京同仁堂

相传，少年康熙曾得过一场怪病，全身红疹，奇痒无比，宫中御医束手无策，康熙心情抑郁，微服出宫散心，信步走进一家小药铺，药铺郎中只开了便宜的大黄，嘱咐泡水沐浴，康熙按照嘱咐，如法沐浴，迅速好转，不过三日便痊愈了。为了感谢郎中，康熙写下"同修仁德，济世养生"，并送给他一座大药堂，起名"同仁堂"。清雍正元年（1723 年）由皇帝钦定同仁堂供奉清宫御药房用药，独办官药。经历了清王朝由强盛到衰弱、几次外敌入侵、军阀混战到新民主主义革命的历史沧桑，同仁堂经历数代而不衰。

第九节 先见·影响深远的独特贡献

中医药科学植根于农耕文明和手工业文明，代表了农耕文明和手工业文明的最高水平,在许多方面可以说已经到了现代科学的门前,为现代生命科学的创立和发展提供了重要的前期基础。

一、药物归经理论与药物的体内分布

药物归经理论早在《内经》中有所涉及,《素问·宣明五气篇》中有"五入"之论,即"五味所入,酸入肝,辛入肺、苦入心、咸入肾、甘入脾,是谓五入",《灵枢·九针论》也有"五走"之说,即"酸走筋、辛走气、苦走血、咸走骨、甘走肉,是谓五走",这对后世归经学说的创立和发展有着较大的影响。北宋的寇宗奭的《本草衍义》中在论述泽泻的功效时,开始出现"引药归就肾经"的说法。

二、归经理论的形成,应当是金元时期的成就

著名医家张元素的《珍珠囊》中最早提出药物归经学说,对每味药几乎都有"归经"和"引经"的讨论,并且确认了"引经报使"药物,得到了李东垣、王好古的推崇。被李时珍称为"大扬医理",《灵》《素》之下,一人而已。之后,明代刘文泰的《本草品汇精要》中专列了"走何经"一项,《本草纲目》更进一步建立了"入气分""入血分"等理论。清代沈金鳌把历代本草书中诸如"引经""响导""行经""入""走""归"等统称为"归经",归经学说基本完备。

从药物的体内代谢角度研究中药归经理论,广泛涉及经络、脏腑、部位、组织等各个方面。我们曾经对32种药物统计分析发现,无论是吸收、分布、排泄等,总体过程还是其中的某个环节,其与药物的归经情况均密切相关。需要指出的是药物作用的发挥,虽然主要取决于生物转化和利用,与血药浓度并不一定成正比,但药物的转化和利用,必须以其分布为前提。从这一点来看,中药的归经学说,应当是前人对有关药物的吸收、分布、排泄等情况综合分析所得出的传统表述形式。从另外一个角度讲,中医学的归经理论应当是现代药理学中有关药物分布规律的早期雏形。

三、可控微创技术与非特异性免疫

针灸技术是中医学特有的防病治病技术,无论是针刺还是灸疗,其共同点

都是在可控条件下对人体造成轻微的创伤,借以产生疗效。最具代表意义的当属瘢痕灸。瘢痕灸又称化脓灸,属于艾炷灸之直接灸的一种,系指以艾炷直接灸灼穴位皮肤,渐致化脓,最后形成瘢痕的一种灸法。瘢痕灸最早见于《针灸甲乙经》,在晋唐时期最为盛行。

按照中医理论,灸法是通过热灸对经络穴位的温热性刺激,达到温经散寒,促进气血运行之目的。从当代科学的角度看,通过可控的轻微创伤而防治疾病,更类似于非特异性免疫。

非特异性免疫不是针对某一特定致病因素,而是对多种致病因素具有一定的防御作用的抗病机制,这种机制来自先天,同种系的个体可以通过遗传将非特异性免疫能力传给下一代,个体一出生就获得相应的非特异性免疫机能,并随着身体的发育而发展。

当机体遇到影响健康的外来因素时,它能迅速做出应答,充当"第一道防线"的作用。

包括瘢痕灸在内的各种可控微创疗法,主要就是把艾灸或针刺作为调动非特异性免疫能力的刺激因素,在确保安全可控的前提下,通过适度的轻微创伤,激活人体的非特异性免疫系统,从而达到防病治病的目的。从这一点讲,针灸技术是现代非特异性免疫技术的早期探索和实践。

四、人痘接种技术与特异性免疫

天花从汉代开始传入中国,中医学在天花的防治方面,不仅最早认识到疾病的传染性和流行性,更重要的是最早发现了免疫机制并创立了许多行之有效的免疫疗法,中医学称之为"人痘接种法",这一技术早于英国人琴纳的"牛痘接种法"数百年。

"人痘接种法"首见于宋元时代,至明清时已广泛应用,其间历经各代医家的不断实践和改进,成为我国预防天花的主要方法。包括痘衣法、痘浆法、旱苗法、水苗法等,其中痘衣法是取天花患儿贴身内衣,给健康未出痘的小儿穿着2~3天,以达种痘之目的;痘浆法是取天花患儿的新鲜痘浆,以棉花蘸塞入被接种对象的鼻孔,以此引起发痘,达到预防接种目的;水苗法是取痘痂20~30粒,研为细末,和净水或人乳三、五滴,调匀,用新棉摊薄片,裹所调痘苗在内,捏成枣核样,以线栓之,塞入鼻孔内,12小时后取出;旱苗法是取天花患者痘痂研极细末,置曲颈银管之一端,对准鼻孔吹入,以达到种痘预防天花的目的。之后逐步从"时苗"改为"熟苗",以减低痘苗的毒性,使人痘接种法日趋完善,而且堪称为现代特异性免疫疗法的奠基之举。

特异性免疫又称获得性免疫或适应性免疫,这种免疫只针对一种病原体。它是人体经后天感染(病愈或无症状的感染)或人工预防接种(菌苗、疫苗、类毒素等)而使机体获得的抵抗感染能力。一般是在微生物等抗原物质刺激后才形成的(免疫淋巴细胞),并能与该抗原起特异性反应。生命科学正是在认识到特异性免疫的机制之后,通过技术手段对微生物进行减毒处理,并接种到机体内,从而使机体产生免疫能力,这种情形就是人工免疫。应当说中医学是最早采用人工免疫技术的,虽然其方法在今天看来显得有些粗放和落后,但这丝毫不会影响中医学在免疫技术领域的原创性地位。

五、温病学与传染性病原微生物

在中国古代,影响人类生命健康的因素主要有战乱、洪水和瘟疫,因此研究瘟疫的防治就成为从《黄帝内经》到历代医家的重要课题。直到明清时期,形成了中医学研究瘟疫疾病的重要学科——温病学。其主要贡献在于,一是早在《黄帝内经》时期就已经发现了瘟疫疾病在人际间的相互传染的特点,即所谓"五疫之至,皆相染易,无问大小,病状相似";二是最早发现导致传染性疾病的病因不同于一般的外感内伤,而是一种特殊的病因,这就是明代吴又可首次提出的"疠气"致病,正所谓"温疫之为病,非风、非寒、非暑、非湿,乃天地间别有一种异气所感。"三是创立了"卫气营血"辨证和三焦辨证等主要针对瘟疫疾病的辨证论治法则,特别是创立的治疗大法如"在卫汗之可也,到气才可清气,入营犹可透热转气,入血就恐耗血动血,直须凉血散血"和"治上焦如羽,非轻不举;治中焦如衡,非平不安;治下焦如权,非重不沉"等在重大传染病防治中屡屡发挥主要作用。

这里需要强调的是,17世纪以前,西方人并不知道病原微生物的存在,也对其具有的传染性特点知之甚少。相较之下,虽然显微镜并不是中国人发明的,但却早在两千年之前就准确描述出瘟疫疾病"皆相染易"的特点,而且在温病学正式形成时进一步认识到其是一种特别的疫疠之气,堪称医学史上的一大创举。

第十节　自卫·近代医家的救亡图存

一、中医存废之争的由来与背景

近代以降,中国社会历经了"三千年来未有之大变局"。西方先进的科学技术、社会制度及其思想观念都对传统中国社会形成了强大的冲击。作为西方科学技术的重要载体的西医,正是在这样的时代背景下大规模传入中国。西医的传入,客观上对中医传统合法性地位造成了深刻的冲击。承数千年国人之保健与医疗维护的传统中医面临了多舛曲折的命运。

在经历洋务运动、维新变法等一系列的改革失败后,中国先进知识分子认识到中国落后的最根本原因是思想观念的滞后,"革命成功将近十年,所希望的件件落空,渐渐有点废然思返,觉得社会文化是整套的,要拿旧心理运用新制度,决计不可能,渐渐要求全人格的觉醒"。因此,先进的新青年们在思想文化领域掀起了一场新文化运动。

新文化运动的新旧文化之争、中西文化之争在医学界引起了激烈的辩论。西医称中医为"旧医",称自己为"新医",将中西医之争视为"新旧之争"、进步与落后之争;而中医自称为"国医",不承认西医是新医,称之为"西医"甚至"洋医",将中西医之争视为"中西之争"。这场名称之争暗含了中西医冲突的思想史内涵。

终民国之世,反中医事件迭起,摆在中医学界面前的已不再是发展问题而是存亡问题。同样,中华文化的传承也面临为生存而抗争成为整个民国时期中医学发展的主题。围绕中医教育合法性问题、"废止中医案"和颁布"中医条例"等几个关涉中医命运和存亡的事件,中医学界的直接请愿抗争就有十多次,地区性的抗争更是难以计数。

二、近代医学传教与"医学救国论"

清朝,最早来华的西方人是传教士。"藉医传教"是西方基督教传教一大传统。西医从传教士的脚步踏入中国开始,便被带入中国。"初期的教士,传教方法很巧妙。他们对于中国人心理研究得极深透。他们知道中国人不喜欢极端迷信的宗教,所以专把中国人所最感缺乏的科学知识来做引线,表面上像把传教变成了附属事业。"至鸦片战争前后,来华传教士又开始活跃在沿海口岸城市,且多以行医者角色出现。从1842年到1848年短短六七年间,广州、厦门、宁波、上海、福州5个通商口岸全部建立了教会医院和诊所。到1905年全国教会医院竟达166所,诊所达241处。

两次鸦片战争,清政府在英、法等西方国家的武力面前毫无抵抗能力。一些开明官僚开始认识到西方的"坚船利炮"和中国武器装备的落后,在"师夷长技以制夷"目标下掀起了洋务运动,主张学习西方先进的科学技术,这其中包括作为诊断治疗技术的医学。"医学救国论"最早由非医学界的维新派知识分子提出,力倡医学维新以强身保种。梁启超将医学的改革上升到关系民族存亡的高度,将医学维新与保国、保种联系起来,疾呼"强国必先强种,强种必先强身,强身必先强医",希冀采西医强壮国人身体以作为保种保国的基础。

在20世纪以前,西医人才的培养与教会医院有密切关系,当西医教育逐步迈向大学教育时,即中西医此消彼长的时刻正式到来。晚清一些知识分子已认定,中医既无学校教育,也无考试甄选医生,是中医落后于西医的一大原因。这已显示近代中医教育必须重新改革与创新,如何把既有的知识传递下去,此乃近代中医传承之根基。

三、废止中医与多次请愿

1912年7月,北洋政府举行教育会议,参照日本学制,制定了《中华民国教育新法令》。令各界不解的是,有关医药学教育的部分没有中医药方面的规定,即所谓"民国元年教育系统漏列中医"事件。中医界受到了沉重的打击,并以多种形式表达他们的不满。最早的抗议来自上海:"教育部定章,于中医学校之课程,删中医科目,弃圣经若敝屣……是可忍,孰不可忍。"上海神州医药总会会长余伯陶等人,通函各省医学团体,征集民意,至1913年10月,有19个医学团体以及同仁堂、西鹤年堂等药业实体响应,并派代表参加"医药救亡请愿团",公推叶晋叔等代表,携带《神州医药总会请愿书》,于1913年11月23日晋京请愿。请愿书义正词严,议论精当,处处透现出对北洋政府和教育部的巨大压力。迫于社会舆论的压力,北洋政府教育部和国务院,分别于1914年1月8日和16日函复余伯陶,明确表示"并非于中医西医有所歧视",基本同意了"全国医药救亡请愿团"的要求,"应准分别筹办"。虽然对中医学校课程要求暂缓议定,未能达到将中医教育列入教育系统的目的,但原则上不加反对,允许民间中医学校可先行自谋组建。1915年上海中医专门学校、1917年广东中医药专门学校在内务部立案成功。

1927年初,南京国民政府成立。中医界对新政府之于中医的扶持寄予厚望,纷纷撰文施议,以为改变中医命运的时机已至。被视为中医界喉舌的主流杂志——《医界春秋》甚至专门"为扶植国医教育事"呈文南京政府。不过,在当时卫生行政格局下,此议毫无疑问地遭受冷遇。1928年5月,南京政府召开第一次全国教育会议,主张废止中医的留日派把持卫生当局,汪企张在会上首发废止中医言论。次年2月,中央卫生会议通过了余云岫等提出的"废止旧医以扫除医事卫生之障碍案",声称"旧医一日不除,民众思想一日不变,卫生行政一日不能进展"。

"废止中医案"一出,举国哗然,群情鼎沸,中医界、中药界、商界、新闻出版界函电纷飞,恳请国民政府驳回。中医界迅速召开全国中医药团体联合会,定会期为3月17日,并发表了慷慨激昂的《宣言》。

以谢利恒、蒋文芳等组成的请愿团,3月20日晚启程,所乘列车经苏州、镇江、常州等站,沿途中医药界同人悉数歇业,不期而集,前往迎送。在南京下车时更是受到了空前的欢迎。迫于各方面压力,南京政府不得不暂搁置提案。

1945年抗战胜利,中医学界满怀欢喜,衷心希望国民政府能够兑现诺言,切实实行抗战前通过的有关中医法令。孰料晴空霹雳,一系列的毁灭性打击接踵而至。

1946年2月,南京政府教育部命令上海市教育局取缔上海中医学院及新中国医学院。1947年4月该两校被勒令关闭,同年上海中国医学院也被勒令停办。1946年6月9日,南京政府卫生署向各地卫生局发文,规定中医不得再称医师,公然否定1943年公布的医师法。同年11月,南京市政府卫生厅行政会议决定,严禁中医使用新药,重弹1929年"废止中医"的老调。1948年8月,新中国医学院在一再降低格调——改名"新中国讲习所"后仍然抵不过当局压力,黯然而无可奈何地关上了开启13年的大门。中医学界为争取加入学校系统而孜孜奋斗20余年的最终结局是:近代中医学术中心——上海,在解放时反而成了中医教育的空白。

令国民政府始料未及的是,中医学界空前团结,直接酝酿成1947年5月的绝食请愿浪潮。1947年5月,湖南长沙为纪念国医节,组织了500人的请愿示威。随后的5月下旬,组织者联合各方,发出动员电5 000份。5月31日,再次组织请愿团赴南京绝食请愿:请愿者携带行李,冲进南京总统府,绝食三天,要求蒋介石亲自答复请愿要求。彼时的蒋介石早已陷入内战的泥潭,无暇顾及请愿团的要求,始终未曾露面,最终请愿团被军警强行拖走,请愿以失败告终。

纵观反"废止中医"的抗争,中医学界揭竿而起,在当局的种种压迫下,进行了不屈不挠的斗争。这其中既有成功的喜悦,也有斗争的悲歌,一代代中医人的救亡图存之路坎坷而崎岖,却昭示了中国人对"中医"坚定的信仰。

第十一节　盛世·千年国粹的再度辉煌

一、中医治疗流行性乙型脑炎:西医给中医开出的第一份优秀证明

1954年夏天,河北省石家庄市连降7天暴雨,天气潮热,加上洪水过境,湿气大盛,以致湿热熏蒸。受当时卫生防疫条件所限,灾后石家庄蚊虫孳生,很快暴发了乙脑。由于当时西医缺乏有效的治疗手段,病患死亡率高达50%,疫情一时难以控制。

时任石家庄市卫生局局长的袁以群决定以石家庄市传染病医院郭可明为首,组成中医治疗小组,奔赴乙脑救治一线。郭可明(1902—1968),河北郭氏中医世家第三代传人。郭可明14岁从父学医,20岁独立应诊,后悬壶于石家庄市,1953年组办石家庄市联合中医院,任医务主任,继而在市人民医院工作,1954年调至市传染病医院,对温病的研究独有发挥。

郭可明认为,从乙脑的发病节气、以发热为主症且具有强烈传染性等临床表现来看,乙脑应该属于中医"温病"中"暑温"的范畴,并提出了以白虎汤、清瘟败毒饮为主方,重用生石膏,配合使用安宫牛黄丸和至宝丹的治疗方案,快速运用于临床。在这种治疗方案的指导下,经中西医合作治疗的34名乙脑患者无1例死亡,取得了奇迹般的效果。

石家庄市卫生局向卫生部和党中央报告了中医治疗乙脑取得的成绩。卫生部非常重视,三次派出专家考察团,专门到石家庄考察中医治疗乙脑的过程和效果。最后专家组鉴定了中医治疗乙脑的病例真实可靠,效果实属奇迹:"这样卓越的疗效,在近代医学中对乙脑的治疗效果上,无出其右者。"1955年

12月19日,在卫生部中医研究院(现中国中医科学院)成立大会上,卫生部向以郭可明为首的石家庄市传染病医院乙脑中医治疗小组颁发了新中国成立后的第一个部级科技进步甲等奖。

1957年夏,北京市再次出现乙脑疫情,当时采用了大锅汤煎服白虎汤的方法进行治疗,没想到治疗效果不甚理想,疫情没有得到有效控制。此时有人开始质疑中医治疗乙脑是否真的有效,同时也引发了关于温病暑温治疗"湿重还是热重"的广泛讨论。在这种情况下,卫生部再次调郭可明进京,帮助北京市救治乙脑。

郭可明到北京市中医医院,与北京的名老中医宗维新、姚正平等共同治疗乙脑。当年在北京市中医医院共收治乙脑患者50例,其中治愈45例,死亡5例,治愈率达到90%,再次用事实证明了中医治疗乙脑疗效的可靠。

1955年,石家庄市卫生局将相关病案整理出版了《对流行性乙型脑炎治疗的观察及纪实》一书,推广石家庄治疗乙脑的经验。1957年又出版《中医治疗流行性乙型脑炎纪实》一书。后来,天津、沈阳、广州、长沙、上海、西安等地都开始学习石家庄的经验,也都获得了比较理想的疗效。至此,石家庄治疗乙脑的经验推广到全国,产生了巨大的影响,闻名国内外。

二、中西医结合非手术疗法治疗宫外孕:万千女性免受手术之苦

1970年初冬,在北京召开的首届全国中西医结合卫生工作会议上,一项来自山西的成果,犹如平地里响起的一声春雷,使中外医学界为之震惊,这就是"中西医结合非手术疗法治疗宫外孕"的研究成功。它的惊人之处在于,仅靠内服中药就能够使宫外妊娠之占位性病变神奇般地消失,使万分危急的急腹症病人转危为安,并很快恢复器官的功能。该研究之成功,开创了中西医结合治疗急腹症之先河,改写了宫外孕必经西医手术治疗的历史,在新中国中西医结合史上,揭开了崭新的一页,使古老的传统中医学再次焕发出青春的光彩。这项成果的主要发明人,正是山西省中医研究所(现山西省中医药研究院)老所长李翰卿。他和山西医学院(现山西医科大学)第一附属医院妇产科主任于载畿等人组成的"宫外孕非手术疗法科研组"共同完成了该项研究。会议期间,"宫外孕非手术疗法科研组"受到周恩来总理的亲切接见。该项成果先后被评为"全国十大医学科研成果""卫生部级科研发明奖"及"(1978年)全

国科学大会重大贡献一等奖"等。宫外孕Ⅰ号方、宫外孕Ⅱ号方,作为该项成果的标志,亦被先后载入各种医药学辞典及教科书中。

三、中西医结合治疗急腹症——古方破重症

1960年秋,吴咸中和几位志同道合的外科医生,开始了中西医结合治疗急腹症的探索。通过逐个病例的具体分析,在中医辨证论治的原则指导下,吴咸中初步制订出急腹症病人具体的辨证原则与方法,再与西医诊断相结合,他又提出了中西医结合的分期分型方法。根据大量临床实践,结合实验研究的初步结果,吴咸中提出了开展理论研究的三条原则和"以法(治则)为突破口,抓法求理"的研究思路。从20世纪90年代开始,他提出用中西医结合向急性重症胰腺炎和急性重症胆管炎这两个国际公认的外科难症发起挑战(这两种疾病当时的死亡率高达20%~30%)。天津市南开医院用中西医结合方法治疗重症胰腺炎的死亡率已经从30%降到15%;重症胆管炎的死亡率从20%降到了2%。2003年,吴咸中对通里攻下法的研究获得了国家科技进步二等奖。

从1960年开始研究急腹症,吴咸中不仅用现代医学解释了两千年前《伤寒论》中的古方,还用它破解了西医很难攻克的疑难重症。

四、邓铁涛带领中医拉开治"非典"序幕——成绩令人瞩目

SARS是指严重急性呼吸综合征,于2002年在中国广东顺德首发,并扩散至东南亚乃至全球,直至2003年中期疫情才被逐渐消灭的一次全球性传染病疫潮。

疫病SARS席卷广东乃至全国,87岁高龄的广州中医药大学终身教授邓铁涛临危受命,担任中医专家组组长。中医的介入为抗"非典"做出了重要贡献,以邓铁涛所在的广州中医药大学第一附属医院为例,医院收治了58例病人,没有病人转院,没有病人死亡,没有医护人员感染,取得了"三个零"的成绩。

邓铁涛指出,病毒性疾病的攻克,中医有"武器库",有得天独厚的优势,那就是不只是关注病毒,而是着眼于祛邪、透邪、扶助病人的正气。根据当年的气候环境地理条件与病人的症状表现,确认SARS是湿邪为主的瘟疫病,实行辨证治疗与预防,取得很好的效果。而西医,千方百计用电子显微镜抓到"冠

状病毒",然后找寻防治之法,其目的也仅仅是杀灭病毒。"事实证明,中医防治 SARS 效果胜于西医,已可定论!"

五、屠呦呦获诺贝尔奖——青蒿一握救众生

上世纪 60 年代,39 岁的屠呦呦受国家任命,开始致力于进行寻找治疗疟疾药方的研发。当时,全世界受疟疾所苦,这种传染性极强的疾病,几千年来一直是威胁人类生命安全的噩梦。有数据显示,世界上一半的人口都存在患有罹患疟疾的风险之中。美国也斥巨资进行研究,想要攻破这一人类难题,可惜全都失败了。屠呦呦在一次次试验中不断前行。无论试验效果是好是坏,不断尝试不断提炼,是唯一的出路。后来,屠呦呦从中国古籍中受到启发。她发现《肘后备急方》中有这样一句话:"青蒿一握,以水二升渍,绞取汁,尽服之。"原来,早在我国公元 400 年的东晋时期,就已开始利用青蒿应对疟疾。于是她开始顺着这个思路往下走,情况危急之下,甚至不惜以身试药。终于,发现了青蒿素,为全世界带来一种全新的抗疟疾药。伴随着屠呦呦的发现,现在以青蒿素为基础,已经有了疟疾治疗的联合疗法(ACT)。此疗法是世界卫生组织推荐的疟疾治疗的最佳疗法。在其帮助下,数百万人的生命得以保全。也正因为如此卓越的贡献,2015 年 10 月 5 日,瑞典卡罗琳医学院宣布将诺贝尔生理学或医学奖授予屠呦呦。这是中国医学界迄今为止获得的最高奖项,也是中医药成果获得的最高奖项。

第二章 发展·世代接力创造的成就

第一节 坚守·世代传承的科学精神

一、天人相应,道法自然

自然界存在着人类赖以生存的必要条件,它的变化可以直接或间接地影响人体,人体就会产生相应的反应。故《灵枢·邪客》说:"人与天地相应也。"《灵枢·岁露》亦说:"人与天地相参也,与日月相应也。"所谓"相应""相参",即是指人体与自然界变化的相互适应,并形成一定的周期规律而已。

(一) 生理上的适应性

1. **季节、气候对人体生理的影响**　在一年四时气候的变化中,春属木,其气温;夏属火,其气热;长夏属土,其气湿;秋属金,其气燥;冬属水,其气寒。春温、夏热、长夏湿、秋燥、冬寒,是一年之中气候变化的一般规律。生物在这种气候变化下,就会有春生、夏长、秋收、冬藏等相应的适应性变化。人体在一年四季之中,随着自然界季节气候的变化,人体阴阳气血也会随着进行生理性的调节。

2. **昼夜晨昏对人体生理的影响**　人体的阴阳气血在每日的昼夜晨昏变化中,也有相应的调节规律。

3. **地区方域对人体生理的影响**　人类的生存环境有地区气候、地理环境和生活习惯的差异,这也是直接影响人体生理功能的一个重要因素。

(二) 病理上的相关性

自然环境除能直接影响人体生理之外,人体的发病也常常与自然环境变化存在同一性的相关变化。比如,四时气候的变化,是生物生、长、化、收、藏的重要条件之一,人类在漫长的进化过程中,已经形成了一整套适应性调节规律,一旦气候剧变,环境过于恶劣,超过了人体正常调节功能的限度,或者机体的调节功能失常,不能对反常的自然变化作出适应性的调节时,就会发生病变。

二、锁定精气,普联恒动

古代哲学的精气学说奠基于先秦至秦汉时期。这一时期正值中医学理论体系的形成阶段,故古代哲学的精气学说渗透到中医学中,对中医学理论体系的形成,尤其对中医学精气生命理论和整体观念的构建,产生了深刻的影响。

古代哲学精气学说关于精或气是宇宙万物本原的认识,对中医学中精是人体生命之本源,气是人体生命之维系,人体诸脏腑形体官窍由精化生,人体的各种机能由气推动和调控等理论的产生,具有极为重要的影响。精气的概念涵盖了自然、社会、人类的各个层面:精气是自然、社会、人类及其道德精神获得统一的物质基础;精气是宇宙万物的构成本原,人类为自然万物之一,与自然万物有着共同的化生之源;运行于宇宙中的精气,充塞于各个有形之物间,具有传递信息的中介作用,使万物之间产生感应。这些哲学思想渗透到中医学中,促使中医学形成了同源性思维和相互联系的观点,构建了表达人体自身完整性及人与自然社会环境统一性的整体观念。中医学认为,人与自然、社会环境这之间时刻进行着各种物质与信息的交流。通过肺、鼻及皮肤,体内外之气进行着交换;通过感官,感受与传递着自然与社会环境的各种变化,对人体的生理、病理则产生一定影响。

中医学运用运动的观点或恒动的观点来研究人体的生命、健康和疾病等医学问题。中医承认世界是物质的,生命是物质的,而运动是物质的根本属性。气是世界的本源,也是生命的本源,气是物质的,运动是气的根本属性,气本为一,一分为二,分阴分阳,形成了阴和阳的矛盾运动。生命运动,中医基础理论讲气化,认为生命的运动形式就是不断地进行着升降出入的气化运动的有机整体,这就是生命运动。用这样一个观点来看待生命过程,看待健康问题,看待疾病问题。用这样一个观点来保护人们的健康,使人们能够延年益寿。这个基本观点就是中医学恒动观念,也是基本特点中恒动观念的一个具体体现。

三、实践为基，临证为本

人类自有生产活动以后，就开始了医疗活动。根据对殷代甲骨文的考证表明，当时已经有了病名的记载，如专病的名称有"瘟""疥""蛊""龋"等；或以症状命名的"耳鸣""下利""不眠"等；还有以人体患病部位命名的"疾首""疾目""疾耳""疾鼻"等。从耳、鼻、目等人体器官的名称看，起初人们对人体生命活动的认识是与解剖学观察分不开的。《甲骨文商史论丛·殷人疾病考》中记载"殷人之病，凡有头、眼、耳、口、牙、舌、鼻、股、足、趾、尿、妇、小儿、传染等十六种"。从西周到春秋战国时期，对疾病的认识又有了进一步的发展。如先秦文献《山海经》中就记载了 38 种疾病，其中以专有病名来命名的就有"疽""痹""风""瘕""瘿""疥""疯""疫"等 23 种之多；以症状为病名的有"腹痛""嗌痛""呕""聋"等 12 种。1973 年底，长沙马王堆三号汉墓出土的战国时期著作《五十二病方》中，除记载有病证 52 种以外，文中还提到不少的病名，总计 103 个。另据不完全统计，在古籍《诗》《书》《易》等十三经文献中，其所载有关病证的名称，已经达 180 余种。这就充分说明当时对于疾病的认识，已经相当深刻，并已经积累了较为丰富的医疗实践经验。

与此同时，我国古代医家，在长期的医疗实践中也逐步积累了药物学的知识，如在《淮南子·修务训》《诗经》《山海经》等书中记载了丰富的药物学资料。此外，在治疗上除药物疗法之外，还创造了针砭、艾灸、醪醴、导引等疗法。

四、立足时代，开放共享

（一）古代自然科学的渗透

任何自然科学的发展，从来都是相互渗透、相互影响和相互促进的。中医学的发展同样如此，如当时的冶炼技术为针灸和外科的发展提供了治疗用的针具和手术的道具；又如医和提出的"六气致病说"反映了当时医家汲取了农学和物候学知识，认识到自然界气候的异常变化可对人体健康产生影响；再如在认识脉搏的正常变化规律时，《素问·脉要精微论》提出"冬至四十五日，阳气微上，阴气微下；夏至四十五日，阴气微上，阳气微下……脉亦应之"。这里的"冬至""夏至"就显然是天文历法知识中的内容，相同的例证比比皆是。由此可见,我国当时高度发展的天文学、历法学、气象学、地理学、物候学、农学、数学、兵法等自然科学的各个门类的知识,被医家们用作研究人体生命现象和疾病防治的技术及手段。可以说,当时自然科学的发展为中医学理论的形成和发展奠定了科学基础。

(二)古代哲学思想的影响

自然科学是关于物质运动规律的知识,哲学是关于世界观和方法论的学说。任何一门自然科学的形成和发展都离不开哲学,必然要受到哲学思想的支配和制约。尤其是在自然科学不是很发达的古代,医家们在整理长期积累的医疗经验时,必然会采用逻辑思维、推测演绎思辨的模式。

古代哲学中朴素的唯物论和辩证法观点为当时医学理论的研究提供了思维的框架。尤其是盛行于自然科学领域,含有朴素唯物辩证思想的自然观和生命观的气一元论思想、阴阳五行思想等学说,确立了中医理论有关生命是物质的,是一个阴阳对立统一、运动不息的发展变化过程,疾病可防可治的主导思想;为中医学确立采用整体综合的研究方法,通过宏观的、动态的、联系的观点去认识自然、认识生命、构建独特的中医学理论体系提供了方法;为阐明人与自然的关系、生命的本质、健康与疾病等重大理论问题奠定了基础。

在古代哲学思想影响下,中医学不仅认识到生命是物质的,而且把生命看作是一个运动不息的发展变化的过程。这种认识充分反映了物质的根本属性是运动——世界是永恒运动的物质总体,具体的物质形态则处于永恒的产生和消失之中这一哲学思想的影响作用。

精气学说是中国古代重要的哲学理论之一,主要研究精气的产生、发展及其运动变化规律,用以阐释宇宙和万物的生成、发展、变化和事物间相互联系的本质和规律。阴阳学说是中国古代用以认识自然、理解自然的宇宙观和方法论,具有唯物论和辩证法的思想内涵。五行学说是中国古代用来阐释万物的起源、运动和多样性统一的学说,具有朴素唯物论和自发辩证法因素,属于中国古代哲学范畴。这三种学说作为人类认知世界的最一般的认识论和方法论,渗透并应用于中医学领域,与医学理论紧密地结合在一起,成为中医学基础理论的重要组成部分,对中医学理论体系的形成和发展,有着巨大的推动作用和深刻的影响力。中医学应用这些学说,描述和解释人与自然界的关系、人体的组织结构、生理功能及病理变化,并用以指导临床的诊断和治疗。

第二节 借鉴·开放兼容的基本特质

　　《黄帝内经》的诞生,标志着中医理论体系的形成。其根据五脏的生理和致病因素的特点,将疾病所表现出的错综复杂的症状加以辨析和总结,演绎出"有者求之,无者求之;盛者责之,虚者责之"的经典治则。自隋唐以后,医家均尊奉《内经》为经典,私塾传授,悉出一家。《黄帝内经》理论体系的形成初期,作者们通过大量吸收和借鉴当时社会的各个学科研究的前沿成果,最终博采众长、为我所用,才促使中医学与不同时代的各学科齐头并进的,而且在一定时期领先与其他学科的。如老庄哲学、道家思想中的人与自然的关系——天人相应、道法自然;精气、五行、阴阳等哲学思想;儒家思想——人与人的关系;佛教——人与心的关系;农家——农耕文明为立身之本,农家思想和技术对本草理论的形成有着重要的影响;墨家——中国最早的科学技术体系的代表,使手工业文明走向兴盛,制造业开始兴起,具体表现有煎药,丸散膏丹的使用借鉴了烹饪业与食品加工业的发展成果;药酒药醋则是酿造业在本草中的应用;铸造业与金属针具,制陶业与陶器拔罐等等,这些足以说明中医药技术建立在农耕文明和手工业文明基础上,代表了农耕文明和手工业文明的最高水平。

　　就单从中国的传统药物说起,中药可谓是兼容并蓄,海纳百川。追根溯源,是因为中药药性理论的兼容性。中药的药性理论,是中药基本理论的核心理论,它源于《本经》,经过历代医家在中医理论指导下结合临床实践不断总结整理,形成了一个比较复杂的理论体系(或称系统)。它研究中药的性质、性能及其运用规律,主要包括四气五味、升降沉浮、有毒无毒等。其中药物具有偏胜之性,是药物赖以治病的根本特性。对于药物的偏性古代医家多有论述,如《备急千金要方》引张仲景语说:"人体平和,惟须好将养,勿妄服药。药势偏有所助,令人脏气不平,易受外患。"仲景所说的"药势偏有所助",就是指药物的偏胜之性。而且指出了"人体平和……勿妄服药。"王冰在注《素问·五常政大论》时说:"无毒之药,性虽平和,久而多之,则气有所偏胜。"这里的"气有偏胜"的"气",实际也是指药性而言。朱丹溪亦说:"药则气之偏,可用之暂,而不可用之久。"丹溪所指的"气之偏"也是指药物的偏胜之性。

　　明清以来,论述更多。如缪仲淳说:"药石禀天地偏至之气者也……然所禀既偏,所至必独。"更说明了药物偏胜之性的来由。张景岳论之更详,他说"盖气味之正者,谷食之属也,所以养人之正气。气味之偏者,药饵之属是也,所以去人之邪气。其为故也,正以人之为病,病在阴阳偏胜耳。欲救其偏,惟气味之偏者能之,正者不及也。"这里他既说明了"谷食"与"药饵"的根本区别,同时也指出了"以偏救偏"是药物赖以治病的根本所在。他还进一步指出:"药以治病,因毒为能。所谓毒者,以气味之有偏也。"所以中药的"毒"也是一种偏性,古代就有"毒药"并称之谓,后世才有"有毒""无毒"之分。从以上论述,可以看到药物的偏胜之性,是各种药物的一种基本特性。因此,药物不论产自哪里,经过中药药性理论的分门别类,都可以为我们中医所用,为我们中医药的发展做出贡献。

　　在我国现存最早的中药学专著《神农本草经》中就已经有外来中药的影子。特别是张骞、班超先后出使西域,打通丝绸之路,西域的番红花、葡萄、胡桃等药材不断输入内地;少数民族及边远地区的犀角、琥珀、麝香及南海的荔枝、龙眼等已逐渐为内地医家所采用,从而丰富了本草学的内容。此后,随着经济和文化的不断交流和碰撞,到唐朝时,疆域扩大,经济繁荣,对外贸易更是发达,当时跟日本、朝鲜、印度以及南洋、阿拉伯等地进行贸易,外来药物在这时便大为增加,而有综合记述之必要。而唐末五代时的文学家和本草学家李珣,祖籍波斯,因其家以经营香药为业,故有《海药本草》之编。书中从50余种文献中引述有关海药(海外及南方药)资料,记述药物形态、真伪优劣、性味主治、附方服法、制药方法、禁忌畏恶等。涉及40余处产地名称,以岭南及海外地名居多。全书收录药物124种,其中96种标注外国产地,此书为我国第一部海药专著,别具一格。《海药本草》的问世,更加说明了中药学的开放和兼容,又因为其中有许多不见于唐本草的新增药,对于后世研究本草学,颇有价值。明朝则是中医药文化交流的又一个活跃期,郑和七下西洋,带回了大量的海外奇珍,其中药材药物就占了相当大的比例,这从《本草纲目》所记的28种中药化的外来药物就能看出。外来药物在经历了被中医药文化接受、吸纳和消化之后,它们的外来血统渐渐隐藏起来,变成了地道的"中"药材。有的甚至在中国找到了合适的生长环境,落地生根,到如今已俨然一幅土生土长的姿态。加之历朝历代的中医药学先哲们都善于把海外的药物、食物赋予它中药的药性,采用四气五味、升降浮沉、归经引经等我们自身的药学理论来进行重新诠释,于是我们便可以灵活使用这些外来本草。

　　中医药以开放的姿态兼收并蓄博采众长,并在不断创新与实践中使自身的理论体系得以丰富发展。以史为鉴,在新形势下引入外来药物,可以吸纳国外优秀品种和最新研究成果以取其精华为我所用,这值得我们每位中医人思考。

　　另一方面,中医学术的争鸣同样让我们看到了中医学的开放和兼容,每个时代的学术思想,都可以从上个时代找到本源,没有知识产权之争。历代的大医们不争功名,不争得失,默默为中医学的发展贡献着自己的一份力量。说起学术争鸣,首先想到的即是金元四大家,金元以来,中医学派逐渐形成,各个学派之间通过相互争鸣、相互借鉴、相互促进、相互融合,更是让中医理论与实践的发展达到了一个又一个新的高度。由中医学派历史发展的轨迹可以看出,学术上不仅仅需要兼收并蓄和相互学习,更可贵者在于当仁不让、推陈出新。金元四大家之首的刘完素就是一个典型。刘完素通过自己 30 余年对经典的研究和临床实践,指出:"若专执旧本,以为往古圣贤之书,而不可易改者,信则信矣,终未免于一隅。"正是在这种信古而不墨守的思想指引下,刘河间创造性地将"病机十九条"中的五脏主病归纳为"五运主病",并发现六气致病的病机中偏重于火、热,而独缺燥证,因此,河间不仅以"火热"立论,而且增加了"诸涩枯涸,干劲皴揭,皆属于燥"一条(《素问病机气宜保命集》),从而完成了真正意义上的"六气为病"。此外,他还将五运主病、六气为病作为疾病分类的纲领,把病机十九条所概括的症状由 36 种扩大到 91 种之多,为把五运六气学说有效地应用于临床做出了不可磨灭的贡献。

　　"学术乃天下之公器。"在中医学术发展的长河中,中医先贤在充分继承的基础上总能把前人的成就置于合适的位置,并能适时地纠其发展之偏,将学术发展引向一条属于未来的道路。而说到继承和纠正发展之偏,山西元代的医官许国祯便具有很强的说服力。他所编著的《御药院方》一书,以宋金元三朝御药院所制成方为基础,进行校勘,修改其错误,补充其遗漏,于至元四年(1267)刻板成书。全书共 11 卷,收方 1 000 余首,包括内、外、妇、儿、五官、养生、美容等多方面内容。由于该书收集的多是宋金元三代的宫廷秘方,所以能较全面地反映当时宫廷用药的经验。不少方剂还是一般方书中所没有的,是一部名副其实的宫廷秘方。而其对宋金元三朝御药局所制之方的校勘,修正和补遗则是对我们中医学术争鸣中的兼容和开放的出色诠释,也正是这些历代无私奉献的大医们,才成就了今天的中医学,对我们来说,这无疑是一笔宝贵的财富。至元二十二年(1285),许国祯奉元世祖之命,召集各地医家,与翰林承旨撒里蛮共同主持了增修《本草》的工作,元代著名医家罗天益等 20

人参与了增修。《本草》的增修工作历时将近4年，到至元二十五年（1288）九月书成，名为《至元增修本草》，是元代唯一的官修本草，但尤为可惜的是该书已亡佚。因《本草》是许国祯与蒙古人合著，所以在后世的著作中我们依稀能知道关于一些草原本草，草原医学思想和蒙古人的关联，其中涉及的外伤药如加血竭红药膏，正是体现了中原文明和草原文明、中原医药和草原医药的兼容。

在现代医学的蒸蒸日上和科学技术日新月异的当下，我们可能会受到诸多因素的影响与限制，感受到科学技术带来的不断冲击，但不论怎样，我们都应客观、冷静地对待，遵从学术自身发展之规律，勤于钻研，勇于探索，也只有这样，才能让中医学术发展在新的时代渐臻"百花齐放，百家争鸣"的佳境。

中华民族是一个开放兼容的民族，我们的中医药文化更是开放兼容的代表，睹今之绝学，思古之圣人，作为一名医生，我们有为天地立心，为生民立命的职责，作为一个中医的传承者，我们更有义务效古人，法天地，求真开放，兼容并蓄，为中医的传承和发展尽自己的一份绵薄之力。

第三节　经典·专注生命的系统理论

中医学，是中华民族原创的、关于生命特别是生命秩序的科学。和其他医学的明显区别在于它是以"超越器官，紧扣物质，普遍联系，恒定运动"为自己的研究特点。中医学认为世界是一个整体，这个整体包括很多部分，主要有天地人三大类别，它们各自之间又有着密不可分的联系，所以如果想了解部分，就必须认识整体。在探索人体生命活动的过程中，不是把人体分割成各个部分孤立地加以分析，而是从人体内部之间的互相联系和人体与自然界的互相联系中认识的，这样，我们认为人是一个有机整体，而人与自然又是一个统一的整体。《灵枢·经脉》："人始生，先成精，精成而脑髓生，骨为干，脉为营……脉道以通，气血乃行。"《素问·宝命全形论》："天地合气，命之曰人""人以天地之气生，四时之法成"。人类是宇宙中的万物之一，与天地万物有着共同的生成本源，人产生于自然界，有赖于自然条件而生存，人的生命活动必然受到自然环境的制约和影响，"天气变于上，人物应于下"；另一方面，"上下之位，气交之中，人之居也。"人处在天地气交之中，人的生命现象也可以说是属于自然界的一部分，因此，自然变化的某些法则与人体生理活动的原理是一致的，《灵枢·岁露论》："人与天地相参也,与日月相应也。"说的就是天人相应,天人合一。故有《素问·至真要大论》之说"天地之大纪,人神之通应也";《素问·举痛论》"善言天者,必有验于人"。

中医学关于生命认识的另一个核心概念是"精气"。在传统哲学中,精与气的概念内涵基本上是相同或相近的,但在具体应用方面往往将其中最为精微、精粹、精华的部分单独表述为精,而把所有超微物质表述为气,可见精是可以包含在气的范畴中的,精气并称即所谓精气学说,也是传统哲学中的重要理论。中医学中的这一理论来自道家学说——"气一元论",或称"元气论"它是中国古代哲学中的一个重要范畴。元气论认为气是构成万物之本源,它是一种极其细微而运动不息的物质,存在的状态有弥漫和聚合,即无形有形两种。《内经》汲取了元气论的思想,说明人体生命过程的物质性和运动性,并以气为中介阐释人及人与自然的整体性和联系性,进而诠释人的生理现象和病理过程。

此外,古代哲学中的阴阳五行学说被引入我国古代的医学领域,赋予了医学含义,成为《内经》理论体系的内容之一,并且贯穿于各个方面,概念更为明确,内涵更加丰富。人的形体及脏腑组织无处不存在着对立又互根的阴阳关系。人的正常生命活动离不开阴阳的相互制约和相互促进,故《内经》云:"人生有形,不离阴阳。"《内经》运用阴阳理论阐明了人体的组织结构。而"阳化气,阴成形"则是体内物质代谢的主要形式;而一个人健康与否的鉴别标志,就是人们能否达到阴阳学说中的阴平阳秘。《素问·生气通天论》中记载:"阴平阳秘,精神乃治,阴阳离决,精气乃绝。""阴平阳秘"中的平、秘都是一个意思,即平衡。"阴平"即阴气平顺,"阳秘"即阳气固守,是阴阳两者互相调节而维持的相对平衡。"阴平阳秘"即"阴阳平秘"之意。"阴者藏精而起亟也,阳者卫外而为固也",真阴要有收敛收藏阴精的作用,并能滋养真阳收敛真阳(阴平);真阳要有生长生发抵御外邪的作用,并不让真阴外泄而固束真阴(阳秘)。与之相反的,阴阳失调则是疾病发生、发展和变化的基本机制。故我们诊察疾病以"察色按脉,先别阴阳"为纲。治疗则以"谨察阴阳所在而调之,以平为期"为目的。

除精气学说、阴阳学说之外,传统哲学对中医药理论影响最为深刻的还有五行学说。五行学说以五行之间存在的生克制化的关系说明客观世界内部错杂的联系。《内经》认为,自然界的万事万物并不是杂乱无章的,可以从它们的形质特点分为五类,并且遵循着一定的规律,与之相应的,五行与五脏精气族群之间便形成了对应关系,五行之间所固有的相生、相克、制化、胜复、相乘、相侮等错综复杂的关系,则与五脏精气理论所认识到的人体精气关系具有很高的吻合度,用于认识和把握具有生命活性的人体精气的运行秩序更具有实践意义,因此,体现在中医学中的五行学说更多情况下是关于人体精气秩序的学说。由于五脏的内涵主要是五脏精气族群,因此,五行相生所体现的激发和促进性秩序,也就是五脏精气族群之间依次具有的激发和促进性秩序,围绕五脏精气族群的专属性和对应性,依次观察肝、心、脾、肺、肾五大精气族群是否维持着激发和促进作用,这种激发和促进作用是否维持在一定的范围,如果发生迟缓、脱节或逆转等异常情况,则要观察主要发生在哪个环节以及原因何在,进一步研究调整和控制的技术和方法。阴阳五行学说各有特点,也都有相应的局限性,因此我们常常把两者结合在一起解决医学问题。

另外,作为中医中别具一格的经络学说,对生命有着自己独到的见解,《灵枢·经脉》云:"经脉者所以能决死生,处百病,调虚实,不可不通。"《灵枢·经别》云:"夫十二经脉者,人之所以生,病之所以成,人之所以治,病之所以起,学之所始,工之所止也。"其中的五腧穴更具有其代表性,《灵枢·九针十二原》云:"所出为井,所溜为荥,所注为输,所行为经,所入为合,二十七气所行,皆在五输也。"它用水的源流来比喻各经脉运行从小到大,由浅入深,自远而近的特点,形象生动地描述了人体通行气血,调和阴阳,沟通内外表里,联络脏腑组织器官的一个系统-经络系统。而关于它的临床应用,难经中有着很好的诠释,《难经·六十八难》曰:"井主心下满,荥主身热,输主体重节痛,经主喘咳寒热,合主逆气而泄。"

在中国古代哲学的指导下,中医十分注意用辩证法的目光对待生命活动,《内经》中说,"气合而有形,因变以正名。"它不仅认为一切事物都有着共同的物质根源,而且还认为一切事物都不是一成不变的,各个事物不是孤立的,它们之间是相互联系,相互制约的,生命、健康和疾病是普遍联系和永恒运动变化的,故《内经》说:"是故圣人不治已病治未病,不治已乱治未乱,此之谓也。"中医从运动变化过程中研究人体和医学问题,故在对待局部与整体,人体与自然关系的认识方面,也都充满着辩证法。于是乎中医学对疾病的认识亦从这两方面进行阐述,一方面强调外因的重要性,另一方面则强调生命本身的变化是导致疾病发生的重要的因素。这一生命自身的变化则体现在秩序的失常这一点上,如《素问·六微旨大论》中言:"化有小大,期有近远,四者之有,而贵常守,反常则灾害至矣。"《素问·阴阳应象大论》:"此阴阳反作,病之逆从也。"《素问·生气通天论》："阳气者若天与日，失其所则折寿而不彰"，此处的"所"即言阳气的运行规律。既然疾病的产生源自于生命秩序的失常，那么辨证则是分析研判秩序的失常，治疗则是恢复秩序，养生则是敬畏生命，严防秩序的失常。《素问·至真要大论》中关于治疗疾病的法则是，"疏其血气，令其调达，而致和平"。生命的本源、生命的动力、生命的秩序这一套完整的系统理论，是中医学得以持续发展的前提和基础，更是中医学能持续发展的基本潜质。

专注于生命的系统理论让流传了千年的中医生生不息，其中的智慧更是不可胜数，在此仅列一二，而其余的奥妙，就等待着我们大家孜孜不倦地学习和探索……

第四节　优势·持续创新的技术体系

"海日生残夜，江春入旧年"，海日东升，春意萌动，光阴流逝，时序交替，时间是万事万物的度量，新的事物总在旧的事物中产生，没有什么是一成不变的，我们要辨证地对待万事万物，中医的技术体系也是这样，几千年来持续创新，不断发展。

首先从中医的诊法望闻问切说起。

中医通过大量的医疗实践，逐渐认识到机体外部，特别是面部、舌质，舌苔与脏腑的关系非常密切。如果脏腑阴阳气血有了变化，就必然反映到体表。正如《灵枢·本脏》所说："视其外应，以知其内脏，则知所病矣。"这一方法的产生，是先秦科学家很早发现，许多事物表里之间存在相应的联系，如《管子·地数篇》云："上有丹沙者，下有黄金；上有磁石者，下有铜金。"《素问·阴阳应象大论》提出的"以表知里"的方法即与此相同，《内经》中的藏象学说正是运用了"司外揣内""以表知里"之法，研究"象"与"藏"之间的关系，以此把握生命活动规律。闻诊包括听声音和嗅气味两个方面，主要是听患者语言气息的高低、强弱、清浊、缓急……等变化，以分辨病情的虚实寒热。问诊则通过询问了解既往病史与家族病史、起病原因、发病经过及治疗过程，主要痛苦所在，自觉症状，饮食喜恶等情况，《素问·三部九论》："必审问其所始病，与今之所方病，而后各切循其脉。"《素问·疏五过论》："凡欲诊病者，必问饮食居处。"后世医家将问诊主要内容归纳为"十问"，编有十问歌，简便易记。而诊法，一开始的三部九候遍诊之法，按切全身动脉，以体察经络气血运行情况，从而推断疾病的脉诊方法，又称遍诊，为古代脉诊方法之一。切脉部位有上（头部）、中（手部）、下（足部）三部，每部各分天、地、人三，共九部，而后在历代医家的努力下，发展成为独取寸口，即因寸口属手太阴肺经，肺朝百脉，肺为气之主，肺经又起于中焦，乃气血发源之处，寸口又为脉之大会，故能反映全身脏腑经脉气血的变化，而诊断五脏六腑的病变。由此观之，我们的四诊合参是不断进步的。从前是这样，今后也是这样，随着科学技术的发展，相信未来的四诊会更加便捷，更加准确。

在中医思维的建构方法上，取象比类思维方法在临床治疗中有广泛的运用。《素问·五脏生成论》就提出"五脏之象，可以类推"的原则，王冰注释："象，谓气象也。言五脏虽隐而不见，然其气象性用，犹可以物类推之。""取象比类"即"援物比类"。这一方法，是在掌握大量的感性材料的基础上，通过把两个或两种不同事物或现象联系起来，加以比较和分析，找出它们之间的共同点，然后把已知的某一事物现象的有关知识和结论，推论到与之类似的现象或事物，这样就可能得出相同的知识和结论。故《素问·示从容论》说："援物比类，化之冥冥。"在认识疾病的状态和表现的过程中，取象比类更具代表性，中医重"证"不重"病"，将各种病症表现归结为"证"。如眩晕欲仆、手足抽搐、震颤等病症，都具有动摇的特征，与善动的风相同，故可归为"风证"。又如，中医从体表五色和不同器官组织的改变所归属的五行，以诊断五脏的疾病。如"肺热者色白而毛败，心热者色赤而络脉溢，肝热者色苍而爪枯，脾热者色黄而肉蠕动，肾热者色黑而齿槁。"取象比类作为人类把握对象世界的一种方式，历来就具有很重要的认识论价值和科学价值。通过类比，可以启迪人的思维，帮助人们打开想象的翅膀，由此推彼，触类旁通，去认识和发现新的事物。医家们在医学实践中运用这一思维方法，发明了不少新的诊疗方法。这也是中医能够持续创新的重要原因之一。

药物归经理论的起源和形成，可追溯到先秦的文史资料如《周礼》及秦汉以来的《内经》和《本经》等医药文献，广泛论述了五味作用定向定位的概念，可视为归经理论的先声。《伤寒论》六经分经用药为归经理论的形成奠定了基础。唐宋时期《食疗本草》《本草拾遗》《本草衍义》《苏沈良方》等医药文献都部分地论述了药物定向定位的归经作用，并逐渐与脏腑经络联系在一起，出现了药物归经理论的雏形。金元时代，易水学派代表人物张洁古在其所著《珍珠囊》中，正式把归经作为药性主要内容加以论述。王好古《汤液本草》、徐彦纯的《本草发挥》又全面汇集了金元时期医家对归经的学说的见解，标志着系统的归经理论已确立。明代刘文泰《本草品汇精要》、贾所学《药品化义》均把"行某经""入某经"作为论述药性的固定内容。清代沈金鳌的《要药分剂》正式把"归经"作为专项列于"主治"项后说明药性,并以五脏六腑之名作为归经的对象。温病学派的兴起,又产生了卫、气、营、血及三焦归经的新概念,使归经学说臻于完善。

在药剂制作方面,中医从刚开始的煎剂一步步发展,到后来的丸散膏丹的批量化生产,再到后来的贴剂、免煎剂、颗粒剂,中医制药的技术持续创新,一路发展。

中兽医学是我国研究中国传统兽医理法方药及针灸技术,以动物病症防治和动物保健为主要内容的一门综合性科学。中兽医学从医学中独立出来成为一门独立的学科,为医学进行动物实验打下了良好的基础,这也是我们研究技术上的创新和发展。

再比如我国的人痘接种术为阻止天花在中国的传播起到一定预防作用,对此法国哲学家伏尔泰曾给予高度评价:他在《哲学通信》中写道:"我听说一百年来,中国人一直就有这种习惯(指种人痘)。这是被认为全世界最聪明、最讲礼貌的一个民族的伟大先例和榜样。"人痘接种术的预防效果,不仅使中国人受益,而且引起其他国家的注意与仿效。人痘接种术的发明体现了我们古人在预防疾病方面所做的创新。

清代医家王清任不失为中国医学史上一位有胆有识、具有革故鼎新思想的杰出医学家。他继承并创造性地发展了中国医药学,特别是血瘀论及活血化瘀治法的研究,从理论到实践均做出了巨大贡献。目前,对"血瘀"和活血化瘀法的研究,已引起了国内外医学界的普遍重视,形成了独特的体系。

顺着时光长河逆流而上,从上古的原始文明到农耕文明,再到工业文明,每一次生产力的飞跃,中医都能紧紧跟随时代的脚步,运用最先进的科学技术,为己所用。如我们使用的针灸针,是从砭石到钢针到电针,再到现在的脉冲针,每一次的技术变革都运用了当时最先进的科学技术。

"沉舟侧畔千帆过,病树前头万木春。"发展是亘古不变的真理,在未来的日子里,中医定会紧跟时代的步伐,为世界的医学事业做出新的贡献。

第五节　灵魂·举世公认的临床疗效

2016年10月中共中央、国务院印发了《"健康中国2030"规划纲要》提出,

"充分发挥中医药独特优势"。系统总结中医药服务优势,梳理中医药优势病种及临床疗效,对于"健康中国"战略的实施、更好地满足人民群众美好的健康生活需要,都具有重要意义。

在"健康中国"战略和人口老龄化的背景下,充分发挥中医药服务优势,促进健康服务高质量发展具有重要意义。纵观中医药的发展历程,中医药服务在公共卫生、对慢性疾病防治以及满足群众健康服务需求等方面都有其公认的临床疗效。

一、中医药在公共卫生方面的临床疗效

(一)中医药在突发性公共卫生中应急处理的作用

在数千年的历史之中,中医药界在中华民族面临大灾大难之时总是奋不顾身,冲锋在前,取得的成绩也是辉煌和巨大的。在应急救治现场,由于病情急,时间紧,医疗条件简陋,现场无法提供大量的现代医疗设备对疾病进行诊断。而在第一时间准确地诊断不仅大大提高了医疗救治的能力,也可为患者减少很多痛苦。传统中医药对疾病的诊断积累了几千年的临床经验,不需要繁琐的现代医疗设备,在一定地域和环境条件下,凭借丰富的临床诊断经验,均能简便、快捷、高效地对疾病作出正确的判断和处置。

如在 20 世纪的河南大洪水、唐山大地震、长江特大洪水、巴蜀大旱、南方特大冻雨雪灾及四川汶川大地震等灾难和北京奥运会、上海世博会等重大事件中,中医药都发挥了独特的作用,成效显著。又如在地震后,中医药能够运用推拿、按摩、针灸、康复训练等非药物疗法促进伤残人员的功能恢复;运用情志相胜、移情易性等中医情志调理方法,做好灾区民众和伤员的心理干预和心理援助;因时、因地、因人制宜,采取中医药方法和措施,做好肠道传染病、感冒、高温中暑、蚊虫叮咬等皮肤病的防治等。

(二)中医药在急慢性传染病中的重要防治作用

历史上由于霍乱、天花、鼠疫等传染病的流行给人们带来深重灾难的同时,也使人们逐渐对传染病有了深入系统的认识,形成了较丰富的防治经验。

从公元前 369 年至 1644 年的明朝末年,仅正史就记载了 95 次疾病大流行。而《清史稿》中更多达 100 多次。西方人麦可尼写有一部《瘟疫与人》的书,令其大感不解的是,如此高频率的瘟疫流行,中国当时的人口却是高度增

长。清朝中期突破一亿,末期达到三亿。而同期的欧洲人口总数才一亿五千万,而且是低度增长。此中原因甚多,但中医的贡献功不可没。

1. 对乙脑的防治　1954 年夏季,石家庄连降数日大雨,洪水泛滥,城市里的积水等腰深,无数的房屋被淹没在洪水中。当时卫生条件比较差,洪水退去后城市秽浊不堪,道路上壅满了污泥和垃圾,由于天气炎热,人们卫生意识差,蚊虫得以大量滋生,很快流行性乙型脑炎开始暴发。石家庄传染病医院似乎一下子就全都住满了,床位紧张。当时病人的情况很危急,一发病就开始高烧,高烧 40℃不退,伴有呕吐、昏迷、不省人事、抽搐等危重症状。许多有慢性病史的老人或者抵抗力差的孩子很快就死亡了,即便控制住病情的患者,很多也留下了后遗症,比如精神分裂、肢体障碍等。因为能够应对乙脑的特效药还没有被研发出来投入临床使用,所以 1954 年乙脑暴发初期死亡率高达50%。情急之下,石家庄市卫生局紧急组织以老中医郭可明为主的乙脑科研治疗小组,运用中西医结合的方法,在中医温病学理论的指导下,使用白虎汤和清瘟败毒饮、安宫牛黄丸等,取得了令人满意的效果。1954 年,治疗小组一共收治 31 例乙脑患者,无一例死亡。1955 年的治疗也获得了 90% 以上的治愈率。

2. 对血吸虫病的防治　血吸虫病曾遍及江南 12 个省、市的 350 个县,患者 1 000 万人,受感染威胁的人口达 1 亿以上。在针对血吸虫病患者的治疗上,锑剂是 20 世纪 50 年代治疗血吸虫病的主打药品,疗效显著,但这种西药对患者的毒副作用也比较明显,很多体质较弱的病人注射或口服锑剂后,容易发生呕吐、心肌中毒、视力下降等不良反应,严重者甚至会危及生命。故对一些体质弱的患者,先用中医中药调理补养,待体质改善后,用锑剂治疗,虫卵杀死后,再用中医中药来缓解锑剂的毒副作用,联合针灸预防和解除锑剂毒性反应、消除腹水、治疗肝脾肿大等,收效显著。中医在控制锑剂反应和治疗晚期血吸虫病人方面疗效显著,治疗过程中的死亡率由初期的 0.4‰降低到 0.05‰以下。中医药在血防战线上取得了显著成就,有效防治了血吸虫病的肆虐,更加有力地支援了社会主义国家建设。

3. 对非典型性肺炎的防治　2003 年流行的非典型性肺炎(SARS)临床治疗中,多以大量的抗病毒药和糖皮质激素为主,但这些药物的不良反应明显,易导致患者出现其他后遗症。危急关头,吕炳奎等中医权威给中央领导写信申请中医介入,国医大师邓铁涛临危受命,在他的努力下,广州中医药大学两所附属医院,以中医药为主,中西医综合治疗,疗效显著,取得了"零转院""零死亡""零感染"的"三个零"的成绩。据不完全统计,非典期间,全国共有96所中医医院派出了医疗队参与救治工作,在全国内地5 326例SARS确诊病例中,中医参与治疗的达3 104例。临床疗效确切表现在明显降低了病死率:全球SARS的总病死率为11%,中国为7%,中国香港为17%,中国台湾为27%,加拿大为17%,新加坡为14%。

二、中医药在防治慢性病症方面的临床疗效

(一)中医药防治慢性心脑血管疾病

中医药防治慢性心脑血管疾病一直具有优势,对于心律失常、心绞痛、心肌梗死等心脑血管疾病具有多靶点、多方向治疗作用,安全性高,疗效显著。

中风,西医通常给予抗凝、改善脑的血液循环、营养脑组织等神经内科常规药物,但很多药物都有其自身的局限性,由于阿司匹林和氯吡格雷存在药物抵抗等多种问题,因此大部分患者对疗效不太满意。抗凝类药物、他汀类药物在应用过程中常出现很多不良反应,导致许多患者不能坚持长期服用,依从性较差。中医学"治未病"的理论为中风各阶段的预防提供了重要的理论基础,目前中医对中风预防手段多种多样,中医药方剂、针灸、按摩、推拿等都可以疏通经络、活血化瘀,达到未病先防、防患于未然的目的。中医学讲究整体辨证论治,在预防期间可以对健康起到较好的促进作用,同时对中风后功能障碍的康复治疗具有重要的临床价值。

(二)中医药防治代谢内分泌类疾病

如中医药治疗2型糖尿病在几千年的理论和临床实践中积累了丰富的经验,具有标本兼治的作用,因其成本低,疗效确切等优势,在治疗糖尿病及慢性并发症中发挥日益重要的作用。代谢性内分泌疾病多是全身性疾病,需要整体认知把握,中药治疗糖尿病主要通过益气、养阴、活血、清热、健脾、补肾等治法,发挥中药调节体内激素分泌,改善微循环,提高机体免疫力,增强对肠道菌群的调节作用等功效而实现的。

(三)中医药防治精神类疾病

中医学强调情志活动产生于脏腑精气,如《素问·阴阳应象大论》云:"人有五藏化五气,以生喜怒悲忧恐。"情志内应五脏,"肝在志为怒,心在志为喜,脾在志为思,肺在志为忧,肾在志为恐",不同的情志变化可伤及不同的脏腑,产生不同的病理变化,"怒伤肝、思伤脾、喜伤心、悲伤肺、恐生肾"。但总的来

说,情志致病是使脏腑间的平衡协调关系受到破坏,使整个人体代谢功能发生异常,而导致各种疾病的发生。人之七情,尤以喜、怒、思最多见,故所伤之脏以心、肝、脾者居多。在这一理论指导下,中医学独创情志疗法,指导着中医理论与临床的发展。而运用情志治病的医案也不胜枚举,如华佗以怒愈病案,文挚以怒愈病案,《儒门事亲》之因忧结块的喜胜悲案、病怒不食的喜胜怒案、惊者平之案等,均属此类。

(四)中医药防治肿瘤

中医药以其独特的学术理念和基于整体观的治疗方法,在恶性肿瘤患者的治疗过程中,在提高放化疗疗效、减轻放化疗毒副反应、提高患者生活质量、延长生存期等方面均发挥着积极而重要的作用。研究表明,运用温寒化结中药对肺癌化疗具有明显的增效减毒作用,能够温化机体阳气、扶持正本,提高机体对肿瘤及其相关并发症的抵抗能力。

步入新时代,当今中医药的发展,既面临机遇,也面临着挑战。只有协调好中医与中药传承与创新的关系,才能充分发挥中医药服务优势,更好地利用中医药医疗手段助推"健康中国 2030"战略目标的实现。

第六节　挑战·疾病谱系的持续演变

疾病谱是指在整个疾病构成中按疾病患病率(或死亡率)的高低而排列的顺序,是综合反映医疗卫生服务水平的重要指标之一,对了解某地区或医疗机构疾病种类及其变化趋势具有重要意义。

一、疾病谱系的持续演变

在不同的生产生活条件下,临床疾病谱各有差异。

新中国成立前,寄生虫病、传染病是导致我国居民主要死亡原因。我国居民死因顺位大致为:寄生虫病、传染病、肺结核、妊娠分娩、呼吸系统疾病。

新中国成立后我国居民疾病谱发生了重大变化:20 世纪 50 年代,我国城市的死因顺位为呼吸系统疾病、传染病、消化系统疾病、心脏病和脑血管病;70年代则为脑血管病、心脏病和恶性肿瘤;到 80 年代,已转变为心脏病、脑血管病、恶性肿瘤、呼吸系统疾病、消化系统疾病;90 年代以后则以恶性肿瘤、脑血管病、心血管病和呼吸系统疾病列前四位。

综上，可以看出近几十年来，随着科技发展、环境变化、人类生活方式的变化，临床疾病谱发生了很大的变化：心脑血管疾病、营养过剩引起的代谢性疾病、各类精神情志疾病占据了很大比例，肿瘤的发病率也逐年上升，发病年龄趋于年轻化。

随着城市化、老龄化、工业化以及人们生活方式的变化，公众健康正面临着传染病与慢性非传染病的双重挑战。现代医学飞速发展，却也无法有效解决这种现状。相对于抗生素引起的现代医学变革，现阶段基因工程技术研究成果显然还不具备这一能力，目前医学界整体呈现出热衷于尖端理论研究的现象，但其发展前景并不如预期的理想。如何应对现代疾病谱系的改变是摆在我们面前的巨大挑战，而要想胸有成竹地的迎接挑战，必须深入地客观地分析造成这种现象的原因。

二、中医药在疾病谱系持续演变中的作用

如何应对疾病谱系持续演变的挑战对医学发展无疑是一个难题，通过整合传统医学和现代医学则是面对它的重要手段之一，其中中医药因其自身博大精深的理论基础和源远流长的临床治疗特色很有可能在未来的挑战中发挥举足轻重的力量。

（一）中医药的治疗优势和特色

随着疾病谱的变化和健康观念的转变，中医药学的优势越来越显现出来，其科学性和先进性越来越被学术界、产业界所重视。中医药学在中医骨科、肛肠科、皮肤科、妇科等学科，在一些慢性非传染性疾病、重大难治疾病和一些常见病、多发病的治疗方面具有一定的优势和特色，深受群众的欢迎。中医药学中包括针灸、推拿等特色疗法，也日益受到世界人民的关注和接受。不仅如此，中医还擅长于治疗急性病。董建华教授说过："我国历史上的名医都是治疗急症的能手。近年来由于种种原因，中医治疗急症受到了影响，给人造成一种错觉、误会，好像中医只能治慢性病。其实，中医在治疗流行性出血热、急性肺炎、急性肾功能衰竭、上消化道出血、心肌梗死、急性胰腺炎、乙型脑炎、外感高热等急重症方面，都已取得了相当好的效果。"外感热病，即西医说的病毒性传染病，如 SARS、艾滋病、"禽流感"等。迄今为止，现代医学对此没有有效疗法。西医要杀灭病毒，苦于没有找到合适药物；疫苗似乎是个好的预防办法，遗憾的是，大多数情况下，病毒变异太快，疫苗研制无法跟得上病毒的变异。

中医不主张杀灭病毒,主张调动人的自康复能力,扶正祛邪,中医这一优势是世界其他医学所不具备的。

(二)中医药在社会老龄化中的重要作用

社会老龄化成为普遍问题的今天,真正发挥中医防治慢性病、老年病、疑难病的优势,则可解决老龄社会的医疗保健问题,使这些为社会做出过重大贡献的老年人健康长寿,安享晚年。西方国家已经认识到,他们对于慢性病、老年病、多因素疾病几乎是束手无策,而且认识到中医擅长于治疗这些疾病。中医药在养生保健和延年益寿方面拥有系统的理论和多种有效的方法,其中根据"药食同源"的理论,可研制开发具有延缓衰老、调节免疫、抗疲劳等多种功能食品,蕴藏着广阔的市场前景。

(三)中医药在亚健康的调理中的明显作用

中医对亚健康状态的调理有举足轻重的作用。亚健康状态是机体介于健康与疾病之间的一种特殊状态,有不同程度的各种患病的危险因素,但机体尚无器质性病变,表现为体力降低、烦躁、失眠、反应能力适应能力减退、精神状态欠佳和免疫功能低下等,现代医学并没有与之相对应的完善的诊断治疗方案。中医药学整体观念认为,人体的生命活动是机体在内外环境的作用下,由多种因素相互作用而维持的一种动态的相对平衡过程。而健康则是人体阴阳维持相对平衡的状态,即"阴平阳秘"。平衡失调,就会导致器质性和功能性的疾病状态,通过调整机体功能状态能收到良好的效果。

面对疾病谱持续的演变的挑战,中医药完全有可能发挥出更大的潜力,为人类健康继续做出应有的贡献。

第七节　机遇·相向而行的生命科学

20世纪初,生命科学概念被提出,人类的健康与长寿也已成为生命科学研究的一个重要主题,越来越多的医者学者孜孜不倦地寻找着我国传统的中医学与现代生命科学的相通点,以顺应时代的潮流,更好地促进中医学的发展。所以,了解生命科学,把握中医,探寻中医与生命科学之间的联系就显得尤为重要。事实上,中医与生命科学之间在分子生物学、基因科学、体外研究、循证医学、大数据分析、非特异性免疫等观念方面都不谋而合,相向而行。

一、气与分子生物学

（一）气

在中医学中，气是生命万物得以维系的根本，是一种极其精微的物质，《类经附翼》中说"气之为物，聚而有形；物之为气，散归无象"，气虽无形可见，但却客观实在而可感知，弥漫于宇宙，无处不在。同时，气也是运动着的，它没有固定的形态，处于永恒运动变化的过程中，古代道家精气学说认为，万物源于一气，天地之间之所以万物各异，都是气运动变化的结果，也就是气化。气化最早见于《黄帝内经》，其含义有二，一指天地之气的运动变化，二指生命活动中气的变化。对于天地自然来说，气化是自然界万物产生、存在、发展以及消亡的原因，而对于人体而言，气化则是生命活动的存在形式。《素问·宝命全形论》中说"人以天地之气生"，可见，气化活动就是生命体与外界进行物质交换的过程，而气的运动机制便是气机，人的生命过程就是通过气化活动吸收天地精气，排除体内代谢产物的过程。气的生理功能作用有推动、防御、温煦、气化、固摄和营养等主要方面。

（二）分子生物学

分子生物学是一门从分子水平探讨生命现象及其规律的学科，现代分子学物学从分子水平证明了生命的物质基础是分子组成的蛋白质和核酸，揭示了生命的内在统一性。

（三）气与分子生物学之间的关联性

生命的本质即新陈代谢，这与中医的气化气机不谋而合。有研究指出从气的实质方面讲，人体的气就是生命，气化是生命物质的代谢过程与相互之间的转化，这种气化过程中的离与散，与现代化学中的分解反应或新陈代谢中的异化作用也有近似之处。气化作用使机体把外界环境中的精微元气聚合转化为形体本身与生命物质。另一方面，对这个过程中获取生命运动所必需的能量，这就是生命过程的气化本质。中医气的防御护卫功能，涉及相当多的基因或基因组的功能组合，它们是自身保护性和对环境的适应性的先天能力，它涉及免疫系统，如 HLA、MHC 等很多基因簇、基因族、基因谱、基因组合，免疫球蛋白基因家族便是其中最具有代表性的基因家族。在分子生物学中有一组寒冷条件的冷休克基因座、基因组，可以理解为类似阳气的温煦作用。这可见冷休克明显区蛋白 A、核酸酶敏感要素结合蛋白 1 等。近年继热激蛋白的研究热以后，又形成一个冷激蛋白基因的研究热点。人体微观"气化"现象一定涉及众多类别的基因，以生长激素类为例，生长激素通过循环的途径运送至器官或组织；在那里发挥直接或间接的影响，并有助于调节整个生理过程，进行代谢、生长及繁殖等生命过程。

20世纪50年代以来，分子生物学在生命科学领域中发挥了极其重要的作用，推动着生命科学中其他学科的发展。而以分子生物学方法研究中医药，来阐明两者之间的内在联系，使两者有机地结合起来，各取所长，这样才能加快中医走向世界的步伐。

二、先天之精与基因科学

（一）先天之精

中医认为，精是构成人体和维持人体生命活动的基本物质，而新的生命起源于两精相搏。张景岳在《类经》曾说："两精者，阴阳之精也。搏，交结也……人之生也，必合阴阳之气，媾父母之精，两精相搏，形神乃成"。因此，中医学认为男女双方生殖之精交结搏合，孕育出新的生命，然后妊养十月，一朝分娩独立的新生命就诞生了，而父母生殖之精和妊娠分娩过程的正常与否，决定着新生命的先天禀赋，也就是其先天之精。先天之精在肾中元气的激发调控下才能完成其在肾中的贮藏、施泄，发挥生成、濡养、维护作用，所以元气为其调控之本，而先天之精在元气的激发推动下，还须经三焦和任、督、冲脉等散布全身经络，利用经络途径实现其促进生长发育的作用。

（二）基因科学之干细胞

在基因科学中，干细胞是一类具有自我更新与增殖分化能力的细胞，能产生表现型、基因型和自己完全相同的子细胞。干细胞还具有可塑性，能跨胚层转分化，在组织工程、治疗组织坏死性疾病及作为基因治疗的载体等方面有巨大的应用价值。根据干细胞的研究进展，发现先天之精与干细胞有较大的相关性。先天之精即禀受于父母的生殖之精，而来自父母的精子与卵子结合而成的受精卵，此即全能干细胞，故先天之精的内涵包括全能干细胞在内的全部遗传物质及其蕴藏的种属特异的发育信息。在干细胞的基因调控和微环境中都有各种调控因子，基因调控主宰涉及多种转录因子及其他功能蛋白对其发育的调控，外在的微环境中细胞分泌产生的大量生物调控因子如细胞因子、神经递质及激素等，对细胞的动员、增殖、迁移、归巢和分化等具有重要的信号调节作用。这里的调控因子和元气一样均为调控物质,在正负反馈中推动调控化生的机能,所以具有很大的相关性。而这里的微环境又称干细胞生命活动的"土壤",经络是先天之精的"气化之宇",故二者生化活动的载体当然同样有相关性。干细胞的内在基因调控及微环境中的各类调控因子的反应模式也应是属于元气的内涵,是元气微观的表现形式之一。

所以,先天之精与基因科学有着密不可分的关系,找到基因科学与先天之精的相向之处,便可以从宏观和微观上更好地把握病情,更好地实现中医现代化。

三、四诊合参与循证医学

循证医学(evidence-based medicine,EBM)是近十年来在临床医学实践中迅速兴起的一门新兴临床学科,目前十分地活跃,已引起医学界的极大兴趣。循证医学内容十分丰富,涵盖病因学、诊断试验、治疗性临床试验、药物不良反应、疾病预后、临床经济学、卫生技术评估、临床决策分析等多方面的研究评价。其核心思想是在临床医疗实践中,应尽量以客观的科学依据结果为证据制定患者的诊治决策,即临床医生的专业技能、临床经验与当前系统研究所获得的最佳结果有机结合,以患者为对象查找证据,严格评价,综合分析,将最好的证据应用于临床实践。这一核心思想表明了医生-证据-患者三者之间互动的彼此不可替代的辩证关系以及医生在这个关系中的主导地位,明确地传达了证据绝不可能取代临床经验和专业技能的信息,而专业技能是获取可信的临床资料、评价外在证据是否适用于一个具体患者的前提。循证医学的出现使临床医学研究和临床实践发生了巨大的变化,由经验医学向循证医学转变是21世纪医学的一场深刻革命,也是临床医学发展的必然趋势。

中医学的四诊合参与循证医学与循证医学在某些方面有异曲同工之处。具体可从如下几方面分析:

1. **以患者为中心,而不是以疾病为中心**　循证医学把"病人参与"列入实施其基本精神的四大要素之一,强调医患之间要做到平等沟通,医疗活动要取得患者的信任和合作,尊重病人的权益,在医疗决策时应针对患者的具体病情,结合丰富而可信的资料证据来决定,以确保疗效的提高。中医学历来强调治病要三因制宜。强调辨证论治、个体化治疗,重视医患之间的交流,了解患者的感受与要求,在治疗过程中取得患者的配合,从而达到药到病除的目的。

2. **以可信的临床证据为基础,而不是盲从实验室指标**　循证医学重视对患者临床最新证据和最佳证据的获得,以及进行缜密思维推理的方法,对疾病作出正确的诊断,改变迷信实验检测结果的现象,因为实验室检测存在着假阳性、假阴性的情况,虽然其机率不高,但对某一患者来说,很可能是一足以致命的误差。在疗效评价方面,注重以患者的预后为重点指标来评价治疗方式的有效性和安全性。中医学强调所获取的临床症状、体征的真实性,有一套完整的望、闻、问、切的临床资料的收集方法,在辨证过程中,重视"四诊合参",在疗效方面注重临床症状的改善和脏腑机能的调节,调动机体的内在积极因素协同药物来解决患者的问题,达到治疗的目的。

3. **强调整体观念**　循证医学趋向于讲究整体,突破以往单纯以疾病为中心的模式,倡导临床措施和医疗决策都要以病人为中心,作出整体的综合考虑。评价一种疗法是否有效,不仅关心实验室或影像学等中间指标的改变,更着重观察与病人密切相关的临床综合指标,如病死率、致残率、生活自理能力及生命质量等。中医学亦认为人是有机的整体,五脏六腑的生理功能是相互关联和相互依存的,五脏的生克关系、形神合一的观点等,均说明了人的生命活动是整体机能协调,"阴平阳秘"的结果,中医在临床诊疗时,从整体出发,调节阴阳,扶正祛邪,是其最基本的法则。

四、中医思维与大数据

中医思维是我国传统医学所使用的与众不同的创造思维,是用来了解自然生命现象与疾病间的联系的思维,也是古人通过几千年行医经验而得到的结晶,具有东方哲学和传统科学技术层面的双重内涵思维,是生长于我国传统文化与民族精神上的瑰宝。舍恩伯格在《大数据时代》中说:"世界就是一系列的大数据问题,任何问题都可以用数据来解决。"可以说大数据是一种思维,或是一种意识,用数据来认识世界,已撼动了世界的方方面面。

(一)整体性

大数据所追求的"全数据"并不是单一的"大数据",而是所有(整体)数据,可以说,大数据是"不完全代表"的全数据。而中医思维中的整体性指的就是"所有",不管在广义上还是狭义上中医思维都是从整体上出发的。张仲景就是把整体性运用到极致的大家,在《伤寒论》中,"六经辨证"几乎贯彻整本著作,在内,把人体的五脏六腑等看作是一个彼此关联、制约、互动、影响的内外机制,把生命与自然之间相互映射看成有机系统;在外,把人体脏腑病变诊治与自然地理的四时气候环境变化等自然因素联系起来进行整体思考,处处都体现出整体观念。

（二）混杂性与模糊性

在大数据时代下,海量数据在增大同时,数据精确性会随着非需求数据混入数据库,而导致结果也可能不准确。出现大数据的另一种思维——"不需精确性,而要混杂性。"中医模糊性思维表现在中医术语、记录、认知等一切与朴素认知有关的方面,如中医中,常常说一个人充满活力健康,用"精满,气足,神旺"来表述就非常自然和谐,但却模糊地处理了什么是健康,用阴阳平和,五行统一的状态来模糊表述健康。虽然模糊,但这模糊内包含中医发展与创新的无限可能,虽然认识朴素,但给医学发展带来了新思路与认知。

（三）相关性与经验性

大数据注重相关性,让数据发声,是大数据最为突出的显性。通过数据融通,建立隐藏相关,提供新视野和新预测,快捷、清晰地分析出难以理解的复杂事物。舍恩伯格认为,数据量越大,数据预测就会越可靠,模糊推测的可能性就会越小。他认为,大数据的核心就是由大数据相关性带来的数据预测,强调大数据不关心因果,只在乎相关。因为大数据分析,不再是探讨事物的内在机理,而是通过海量数据的复杂,让数据说话。中医究竟是怎样看病? 辨证论治、明确诊断、制定治疗方案、开具处方,都是中医临床研究的方向。中医生命力就在于中医真实世界中的中医临床疗效,而中医师们的中医临床思维就是中医临床疗效的保障,也是中医几千年来对生命和疾病的认知模式,用以认识问题、分析问题、解决问题。结合对大数据相关性与中医经验性的分析,在大数据中,数据与数据之间的相关性与中医在实践诊疗中的经验性具有相似的关联性。

五、可控微创与非特异性免疫

（一）中医治疗方法中的可控微创

中医治疗方法中的针灸、艾灸、推拿等对治疗一些慢性疾病有着出色的疗效,例如在慢性支气管炎的治疗上,中医特色疗法三伏贴,不仅可以有效地缓解病情的发展,减轻临床症状,减少发作次数,而且部分患者甚至能够痊愈,这大大提升了患者的生活质量。三伏灸贴发泡疗法机理与发泡后形成非特异性免疫密不可分。

（二）非特异性免疫

非特异性免疫又称先天免疫或固有免疫,它和特异性免疫一样都是人类在漫长进化过程中获得的一种遗传特性。它的作用范围很广,反应很快,抗原物质一旦接触机体,立即遭到机体的排斥和清除。它具有相对的稳定性,既不受入侵抗原物质的影响,也不因入侵抗原物质的强弱或次数而有所增减,但是当机体受到共同抗原或佐剂的作用时,也可增强免疫的能力。它还具有遗传性,生物体出生后即具有非特异性免疫能力,并能遗传给后代,因此,非特异性免疫又称先天性免疫或物种免疫,是一切免疫防护能力的基础。

由此可见,中医学与现下所热议的生命科学在很多方面都有着相同点,作为生命科学的一个分支,如何利用生命科学来搭起与世界医学沟通的桥梁,如何更好地与生命科学结合实现中医现代化,如何更好地在保留中医特色的基础上发展丰富中医,值得我们不断地去思考与探索。

第八节　使命·人类健康的强烈召唤

习近平总书记强调:"中医药学是中国古代科学的瑰宝,也是打开中华文明宝库的钥匙","凝聚着深邃的哲学智慧和中华民族几千年的健康养生理念及其实践经验"。几千年来,中医药为中华民族的健康做出不可磨灭的贡献,积累了大量临床经验,孕育了独特的医学思想和理论。经历了几千年的风雨,中医药在这个时代迎来了新的发展,这个发展是时代的召唤,是人类健康的需求,换言之,中医药的发展是必然的,是大势所趋。

一、时代的召唤

党的十九大,习近平总书记在报告中明确提出"实施健康中国战略",指出"人民健康是民族昌盛和国家富强的重要标志"健康中国战略的提出和实施为建成小康社会,建设社会主义现代化国家,建设富强民主文明和谐美丽的社会主义现代化强国奠定了坚实的基础。因为没有人民的健康、国家的富强等目标就不可能实现。而中医药理念正符合时代的需求。

（一）治未病的理念体现了预防医学的思想

中国传统医学的核心理——"上工治未病"和21世纪医学目的调整的

方向完全一致,集中体现了医学目的调整和医学模式转变的核心价值。以人均卫生投入最高的美国为例:1950—1976 年人均医疗费用上涨了 302.6%(以不变价美元计),而平均寿命无明显提高。1980—2005 年,其医疗费用从 GDP1.2% 升至 17%。按这一趋势,如果不采取有力的应对措施,到 2028 年美国医保体系将无钱可用,"导致这场迫在眉睫危机的根源是医学的目的,而不是手段出了问题","错误的医学目的,必然导致医学知识和技术的误用"。要解决这场全球性的医疗危机,必须对医学的目的作根本性的调整,把医学发展的战略优先从"以治愈疾病为目的的高技术追求"转向"预防疾病和损伤,维持和促进健康"。只有以"预防疾病、促进健康"为首要目的的医学,"才是供得起,因而可持续的医学","才有可能是'公平的'和'公正的'医学"。中医药的地位和作用不可替代。显而易见,"治未病"的医学正是"关于健康的科学"。科学主义及西医科学面临的困境导致西医服务与社会需求之间的裂痕越来越大。基础研究与临床问题解决之间脱节、疾病谱的转变使医疗成本大大增加,基础研究和药物开发及医学实践三者需要整合,此类问题的出现,促使人类寻求新的医学转向。在此背景下,转化医学应运而生,其核心是打破基础医学、药物研究、临床医学之间的屏障,加强研究与应用之间的结合,在它们之间建立起一个双向转化的桥梁。转化医学遵循的是循证医学的原理,实质是理论与实际相结合,是基础研究与临床研究的整合,聚焦于具体疾病,以疾病诊疗为研究出发点,以促进科学发现转化为医疗实践并最终服务于患者为目标。转化医学倡导"以患者为中心",要求从临床工作中发现问题、提出问题,由基础研究人员进行深入研究、分析问题,然后再将基础科研成果快速转向临床应用、解决问题。显然,这体现和吻合了中医药文化价值的特征:多重性、实践性、统一性,中医药以病人为中心,正常人、亚健康人、病人都要借鉴中医药文化思维,顺应自然。"治未病"预防为主,扶正与祛邪相结合平衡调和人体的阴阳之气,真正把握生命本质。世界卫生组织提出的健康概念也充分体现中医药"治未病"理念的时代价值。其将健康定义为:不仅是没有疾病和虚弱,而且是身体、心理和社会上完好状态。并且规定了有充沛的经历;处事乐观、态度积极、勇敢承担责任等十项健康标志。人类健康观念从只关注生理健康到生理与心理健康并重,关注人与社会、与自然环境的和谐,与中医药文化中诸多生命观、生活观、治疗观、养生观,尤其是"治未病"理念相吻合。

(二)整体观与大健康理念密切相关

中医的整体观与目前的大健康理念具有密切的相关性。作为当前区域国家保留最完备、使用范围最广的传统医学体系之一，我国中医学独具特色，发挥着不可替代的作用。鉴于生物医学模式自身不足与局限性的存在，中医整体观理论的积极意义日趋为人们所称道。

传统医学并不是片面单纯的疾患医学，其强调平衡及为健康、调整仍为治疗。中医的诊疗方案也并非取决于对特定疾患的单一对抗，而更关注对机体本身的调整。从当代预防医学语境下考虑此类理念更体现着健康保健方面的积极含义。其次传统中医理论体系立足于整体，中医经典侧重于全面调整以及整体调摄由局部所构成的整体，这被认为是人类生命的基本特征。再者，现代医学治疗聚焦于人生的病，传统中医诊疗关注于生病的人。中医学迄今为止仍恪守着固本扶正、治病救人的基本诊疗法则。以人为本，侧重于精神对个体生命的固有含义及关键效应，既要把老祖宗留下的宝贵财富"用起来"，也要让原创的科技资源"活起来"。

《"健康中国2030"规划纲要》指出，要充分发挥中医药"在治未病过程中的主导作用、在重大疾病治疗中的协同作用、在疾病康复中的核心作用"。发挥中医药在健康中国建设中的作用，就应该发掘中医药在"全方位全周期保障人民健康"方面的优势。

（三）中医药学独特的文化价值逐步为时代认同

随着科学知识深度发展，在多元文化、多种知识的深度交流中，中医药文化中的合理成分、特色技术被世界重新认识，慢慢为西方世界所接受，中医药文化价值也渐渐走向世界。

在中医学中处于核心地位的"和"的理念，不仅仅是人体内部以及人与自然的和谐，更重要的是人的精、神、气的和谐，还要求人的心身及与自然社会环境的统一。再如，中医药文化医德和医术的一体化，在医疗实践中强调"仁"的价值内涵，"医乃仁术"和"医者仁心"是中医文化价值中内涵极其丰富的关于个人道德情操修养的部分，有利于突破纯技术主义的框架。同时"仁"不只蕴含于医道和医德方面，在社会方面，普通人同样需要在道德方面具备"仁"的思想高度；在医患关系中更要调适双方的人道关系。

在新的历史条件下，对中医药文化中人本价值观念、调和致中认知方式、道德境界的审美情趣的传承，从实际意义上讲有利于促进当代人们的身心健康，让人们在嘈杂的现代社会中，在心理上寻找到归属，促进个人的和谐和社会的和谐。这些优秀的中医药核心价值观念逐渐创新，让世界更深刻地领悟中医药文化所蕴含的大医精诚价值内涵。当然，随着世界对中医药文化认识的不断加深,中医药核心文化价值终将得到世界的重新认识。

二、人类健康的需求

中医药临床疗效确切、预防保健作用独特、治疗方式灵活,特别是随着健康观念变化和医学模式转变,中医药越来越显示出独特优势,贴近人类的健康需求,在我国卫生与健康工作中发挥着越来越重要的作用。

(一)对慢性病长期治疗的需求

随着经济和社会发展转型,当前人类所面临的全球性健康威胁已转变为非传染性的慢性病,如心脑血管疾病、神经退行性疾病、代谢障碍性疾病、肿瘤等,这些疾病都是病原体不明确、多因素导致的复杂疾病。以线性思维和还原分析为特点的西方医学因此遇到严峻挑战,在阐明复杂生命系统的整体行为特征和系统活动规律方面遇到严重困难。在寻找治疗多因素导致的严重复杂慢性病(如肿瘤、神经退行性疾病、代谢性疾病等)和病毒感染性疾病(如艾滋病、肝炎等)的有效药物方面,至今进展迟缓,迫切需要发展新的思路和方法。据国家统计局 2018 年统计数据显示,我国 60 周岁以上老年人数高达 2.4 亿,占全国总人口比重约为 17.9%,老龄化速度明显加快,迫切要求中医药在老年人常见慢性病的医疗与保健中发挥更大的作用。

(二)注重全面整体联系的医学模式需求

近代以来,西方国家在现代科学和实验方法的支持下给现代医学发展提供了强大的客观基础理论和方法论帮助,使西方医学飞速发展,取得了巨大进步;但其片面、静止、孤立的思维方式越来越暴露出局限性和不足。一是还原论的局限性,忽视了局部与整体的关系。机械地把人体当作一部机器来看待,力求在最微细的水平上研究机体的结构与功能,却从根本上忽视了人是一个统一的整体,最终没有办法解释整个机体的各种情况。还原论对于很多复杂性疾病的研究,比如,高血压发生原因的研究以及各种自发性免疫系统疾病的研究等,突显出它的局限性。二是单纯的医疗"治病"模式,忽视了人体健康的整体性,通过各种仪器观察和检测生理生化指标,按统一标准判断病症,对症下药,重视疾病的普遍性,不注意人的特殊性,不注重人的精神、心理因素对疾病所产生的影响。传统中医药学对于医学的目的和模式有着非常深刻的思考和先进的思想。中国传统医学的基础是身心统一的生命整体观,人与社会、人与自然统一的天人合一论,体现了"生理-心理-社会-环境"相结合的新医学模式。西医普适的、规范化的、客观的、微观的、精准的医学理论与方法一方面促进了中医学的创新，另一方面其机械的、局部的、伤害性的治疗方法给中医药传承提供了机会和空间。

（三）中医药学日常保健的独特优势

中医药独特的文化价值在社区健康管理中能够发挥重大作用，尤其是内容丰富的中医"治未病"思想及具体措施，在饮食、起居、心理、中医锻炼方法、中医药知识、医疗药膳、顺应自然等养生保健和预防疾病方面的诸多内容，在健康管理的实践中，应通过多元主体及多种路径，推广到各类人群中去。

此外，从中医药文化价值自身角度，操作简单、安全，设备、场地的要求较低，诸多具体适宜技术简、便、廉、验，极适合在社区开展。社区很适宜中医药文化的传承与传播，要使居民接受中医药文化的服务，理解中医药文化的魅力，首先要在社区普及中医药文化，形成文化氛围和环境土壤。

三、政府的支持

随着中国特色社会主义进入新时代，中医药也进入发展的大好时机。从2017年7月1日正式实施的《中华人民共和国中医药法》到2019年7月24日中央全面深化改革委员会第九次会议上通过《关于促进中医药传承创新发展意见》，中医药的重要地位和作用也越来越凸显。

2018年12月21日，农业农村部、国家药品监督管理局、国家中医药管理印发《全国道地药材生产基地建设规则（2018—2025年）》，旨在推动道地药材产业链全面升级；为现代农业和中医药产业发展提供坚实基础，利于进一步提升产业经济效益；保护生态多样性，保护土壤、空气、水域环境，促进可持续发展。发展目标是到2020年，建立道地药材标准化生产体系，基本建成道地药材资源保护与监测体系，加快建设覆盖道地药材重点产区的生产基地。到2025年，健全道地药材资源保护与监测体系，构建完善的道地药材生产和流通体系，建设涵盖主要道地药材品种的标准化生产基地，全面加强道地药材质量管理，良种覆盖率达到50%以上，绿色防控实现全覆盖。

2018年2月14日，国家中医药管理局印发了《关于深化中医药师承教育的指导意见》，鼓励有条件的中医药院校开设中医药师承班，逐步实现将师承教育全面覆盖中医药类专业学生；进一步完善全国老中医药专家学术经验继承工作与中医专业学位衔接政策，支持符合条件的继承人申请中医硕士、博士专业学位;建立具有中医特色的住院医师规范化培训模式。构建师承教育与院校教育、毕业后教育和继续教育有机结合,贯穿中医药人才发展全过程的中医药师承教育体系,基本建立内涵清晰、模式丰富、机制健全的中医药师承教育制度。到 2025 年,师承教育在院校教育、毕业后教育和继续教育中的作用充分发挥,师承教育指导老师队伍不断壮大,以师承教育为途径的中医药人才培养模式不断丰富,基本实现师承教育常态化和制度化。

在时代的召唤下,中医药的研究者更应该承担起传承与创新的使命,解人类之病痛,助健康之完美。

第三章 动力·造就千年辉煌的源泉

第一节 基于"气"与"气化"的生命本源研究与创新

一、精气所具有的物质性特质为生命本源研究提供了基础

在中国传统哲学范畴中,"气"被认为是存在于客观世界中的超微物质,也是构成世间万物和万物运动联系所依赖的动力学本原所在。当我们把"气"作为一个完整的理论概念解读时,它便具有了多个层面的含义:

一是世界本体性,即万事万物都是以"气"为基本物质而构成的,虽然形态各异,千变万化,五彩纷呈,但究其根本,同源于气,概莫能外。当然,学科不同,表述也不同,在西方哲学和物理学领域,通常表述为物质,而在中国传统哲学领域则表述为气,可见,气等于物质这种认识是可以被接受的,利用检测物质的技术和手段来检测气的存在应当也是可行的。

二是世界多元性,也就是说虽然我们把世界万物都用气来表述,但绝不能认为世界上只有一种气,而是由无穷无尽的气所构成的,我们在现实世界中所发现的气所具有的各种各样的功能和作用,本质上是不同的气所独具的功能和作用,只是由于研究手段的阶段性和局限性,使我们在一定时期尚不能发现这些气的独立存在并加以表征,"万之大不可胜数也"就是这个道理。

三是万物同质性,构成客观世界的气虽然千变万化,不可胜数,但归根结底是由少量的基础之气所构成的,在基本属性上是相同或相近的,就人体而言只有三种,即先天之气、天地清气和水谷精微之气。现代化学元素分类也是这样的,经典中医学与现代科学并不矛盾。

四是万物同理性,客观世界的万事万物,形态不同,功能各异,但总体上普遍存在相同或相近的运动变化规律,并且持续服从和遵循这些规律,这些规律同时也是可以被人们所感知和掌握的。正因如此,我们可以通过一个事物或

物体的运动变化情况去推测另一个关联性事物和物体的运动变化,其结果往往是可靠的,中医学通过"司外揣内""取象比类"等方法研究生命和疾病,正是科学地掌握和应用这些规律。

五是万物共生性,万事万物中的任何一种事物和物体都是与其他事物和物体共同存在并且普遍联系的,相互之间的共生伴生及其能动性作用,形成了大千世界的多姿多彩和相互依存,孤立的事物和物体是不存在的,正是这一客观现实奠定了中医整体观念的理论与实践基础。也就是说,中医学的整体观念并不是停留于可见物体固化的外在观察,而是建立在普遍联系基础上的。而要研究普遍联系,则必须从无穷的个体入手,当掌握了这些普遍联系之后将之用于实践,才是整体观念的本质所在,当然物质的无限性决定了研究的难以穷尽,科学就是这样,永远充满了未知,中医学也是如此。

二、研究"气化"是破解中医学科学内涵的必由之路

人体固然是由精气所构成的,即所谓"人始生,先成精""人以天地之气生""天地合气,命之曰人"正是这一原理。但显而易见的是,单纯的精和气虽然能够构成人体,但却不能构成生命,关键在于是否存在"化",也就是中医学概念高度重视的"气化",这是中医学关于人体生命活动基本形式的本质表述,也就是说,没有气化就没有生命。

气化学说是研究由气为动力推动万事万物发生发展和运动变化的专门理论。关于气化,我们可以有五个方面的解读:

一是化生,也就是源源不断地提供构成人体、维持生命的各种物质。我们知道,生命物质来源于先天精气、天地清气和水谷精微,但这些物质绝不是一次性供给,也不是原物质的堆砌,需要持续不断地供应,更需要人体进行复杂的加工使之成为具有生命活性的物质,这一过程我们称之为化生。化生机制的正常与否,直接关系到人体的生长发育和生命活动的健康运转,如果化生能力低下,也就是我们常说的弱化,就会出现临床常见的精气亏虚。

二是运化,这里所说的"运"是指运行、运转、运送,也就是说生命物质化生之后需要到达其发挥特定功能的部位和场所,如气血需要遍布全身,心气心血肾气肾精需要到达脑等等,这种运转和分布,又需要另外的精气作为动力才能实现,《内经》所说的"水精四布,五经并行"就是这个道理。我们把正常状态下的运化机能称之为"健运",这一机能失常,可出现两种情况,在需求侧常

常表现为精气不足，而在供给侧或运化途中则会出现诸如气滞、积滞、水湿停滞等情形。

三是转化，如前所述，生命原物质是不能直接用来维持生命活动的，必须通过复杂而有序的加工处理，才能形成各种各样具有活性的生命物质，这也就是精气的转化或者称之为互化。同时任何一种生命物质都是有其生命周期的，当其完成了自身的代谢周期之后，就会演化成相应的废弃物，并通过各种途径排出体外，这种由精气物质演变成废弃物的过程，也是转化的另一个含义。需要强调的是，转化异常会形成一些特殊的转化物如痰饮、瘀血等，这些异常转化物既是病理产物，又常常是引发新的疾病的重要因素。

四是催化，由于事物和物体总是互相关联、普遍联系的，一种事物或物体常常是另一种事物或物体运动变化的原因或动力所在，而事物和物体的运动变化也常常是另一种事物或物体对其发挥能动作用的结果，事物或物体之间这种相互作用并产生相应的运动变化，就是气化运动中的催生或催化作用，也是事物或物体之间相互联系的一种基本方式。特别是中医学对普遍联系的认识，绝不是单纯的物理层面的连接或连通，更重要的是物质之间的能动作用乃至发生本质性的变化，类似于现代科学方面的化学变化，从这一角度讲，催化在整个气化活动中的地位和作用尤为重要。

五是恒动，也就是说，精气物质从化生、运化到转化排泄，既是一个连续不断的过程，更是一个持久恒定的活动，正因如此，生命才得以持续。气化的异常就意味着健康的异常，就意味着疾病的发生；气化的停止就意味着生命的终结。

上述五个方面的气化机制是相互协调配合、相互影响参与的系统性综合机制，常常是同步发生、同步发展、同步运行、同步作用的，不可割裂开来。但为了观察和研究的方便，常常可以分别设计、分别操作，只要我们善于把所有研究结果进行综合性分析研判，就不影响建立在普遍联系基础上的整体观念这一重要原则的贯彻和实施。

三、围绕"精气"和"气化"的物质属性开展研究是可行的

回到现实的研究和创新话题上来，毋庸置疑，中医是关于生命物质亦即精气物质的科学，与其具有同样功能定位的还有其他科学，最典型的比如生物学（目前多称为生命科学），二者虽然一个属于传统经典科学，另一个属于现代科学，但一个不容辩驳的客观现实是：二者研究的主体对象是一致的，都是生命这一复

杂的客观存在,所不同的仅仅是表述所依赖的术语体系互有差异,所采用的方式方法各自不同,当我们确认了这一点之后,二者的互相借鉴就成为可能了。

同样是生命物质,中医学表征为气或精气,延伸后又有阴气、阳气、元气、宗气、营气、卫气以及肝气、心气、脾气、肺气、肾气、经气等,而现代生命科学则表征为有机物,延伸后又有蛋白、脂肪、碳水化合物、维生素、酶、微量元素、递质、激素、干细胞、基因、核酸、碱基等等,二者都可以无限延伸,不断有新的生命物质被发现。

术语体系的差异并不影响研究对象的相同,这也意味着目前处于发达水平和前沿状态的任何生命科学研究手段,都可以作为中医学研究生命、研究精气的适宜技术,因为我们早已超越了"罢黜百家,独尊儒术"的时代,更何况除解剖学之外,众多的现代的生命科学技术属于微创或无创技术,有些甚至是体外技术,这些与中医学所特有的望闻问切、司外揣内、取象比类等方法是互通的,那么在技术领域的相互借鉴也就是自然而然的事情了。

与此同时,现代生命科学目前的关注重点,主要是单一生命物质的本体属性及其特点活性和功能,而中医学的"气化"则不仅关注单体精气的属性和功能,更加关注的是参与特定生命活动的精气族群的化生、运化、转化及其恒久运动,关注精气族群的普遍联系,这一点同样也不存在难以跨越的技术障碍,只要我们把研究的要素聚焦于精气族群及其运动联系,就可以实现研究思路和方法的精准化、规范化,一定会有源源不断的以往不曾关注和发现新的精气物质被发现;一定会有新的精气物质的特有属性和功能被发现;一定会有关联性精气物质新的联系方式和运动状态被发现。更重要的是,这种高度关注普遍联系和恒定运动研究理念,同样能对当代生命科学的研究有所启发和指导,使其在关注单体活性物质的同时,也能关注物质之间的相互联系、相互作用、相互变化、持续运动,从而使两大生命科学相互启发,相互促进,结伴而行,共同发展,无限接近于复杂的生命现象的本质。

第二节 基于"数之""推之"的方法学研究与创新

一、中医方法学研究亟待破题

关于中医学的基本研究方法,学术界向来有争议,以往多数以文献考据、经典注解、临床经验整理与挖掘等为主,这些方法无疑是有其合理性和有效性的。从另外一个角度看,以现代生命科学所开创的实验研究方法,能否在中医学研究中得到广泛推广和应用,或者说经典中医学与现代生命科学能否在方法学领域实现开放共享,则一直未有定论。

有人甚至认为,中医学理论中充满了哲学和文化内涵,难以开展分析检测之类的现代实验研究,更难实现定量化统计分析。即使目前被广泛应用于硕士、博士培养以及国家自然科学基金等高端课题研究中的实验研究,也存在着这样那样的问题,其研究方法和结论多数难以进入统编教科书,例如,当我们想要研究"肾是不是主骨"这一命题时,实验思路往往是将动物造成骨质疏松模型,之后用补肾剂(如六味地黄丸)进行治疗,如果产生良性改变,则可判定"肾主骨",因为六味地黄丸是补肾剂;同样,当我们想要研究六味地黄丸有何功效时,实验思路同样是将动物造成骨质疏松模型,之后用六味地黄丸进行治疗,如果产生良性改变,则可判定六味地黄丸是补肾剂,其理由则是因为"肾主骨",当把两个实验放到一起分析时,则什么也证明不了,因为在实验中把有待证明的事项作为依据,这在科学逻辑学范畴内属于"循环论证",又谓之"预设前提"或"先定结论",是一种典型的逻辑学错误。此外,还有一些诸如脾本质研究、肝本质研究等等具有典型器官学研究特征的项目,由于忽视了中医学早在《内经》成书时期就已搁置了器官学研究、两千年中医发展成就基本上与器官学研究无关这一历史事实,其结果也是可想而知的,所形成的方法也就不可能进入主流教科书进而推而广之了。

可见,要想系统建立具有中医学特色和优势的方法学体系,必须要回到《黄帝内经》所原创的方法学本原中去寻找答案了,而且这一问题日趋紧迫,必须尽快破题求解。

二、《黄帝内经》所确立的方法学本原

《素问·阴阳离合论》中有一段经典警句,"阴阳者,数之可十,推之可百,数之可千,推之可万,万之大,不可胜数也",同时又指出,"阴阳之变,其在人者,亦数之可数",《素问·五运行大论》中进一步强调,"夫数之可数者,人中之阴阳也,然所合,数之可得者也"。其中第一段名句,在现行统编教科书中往往是一带而过,仅仅用来解读精气阴阳的无限性,而且由于是无限的,永远也不可能到达终点,因此也就不需要去深入探究了,从来也没有将其作为原创性方

法学经典理论去对待。至于后两段名句,在统编教科书中则不曾作为警句引用,也就无所谓指导研究实践了。

事实上,上述《黄帝内经》的名句,生动地描述了中医学的经典研究方法。其中,"阴阳者"一句的阴阳二字,指的就是阴阳物质、阴气阳气,既包括天地阴阳,也包括人体阴阳;而从汉字本义分析,"数之"的数,其原义就是清点、测量、计算、定量之谓;而"推之"的推,既有用力移动物体之义,又有利用工具处理物体之义,更有借助已知事实推定未知领域之义,也就是我们今天所说的推(掰)开、推究、推定之义。将以上三个关键词进行整理之后,可以解读为,无论是天地阴阳物质,还是人体阴阳物质,都是可以通过人力或借助工具将其推(掰)开,以便于进行观察、推究(推之),进一步采取清点、测量、计算、定量(数之)等方法得出准确的结论。至于"阴阳之变,其在人者,亦数之可数"和"夫数之可数者,人中之阴阳也,然所合,数之可得者也"两段名句,则是对这种包括"通过人力或借助工具将其推(掰)开,以便于进行观察、推究,进一步采取清点、测量、计算、定量"这一方法的有效性和可靠性给出答案,即所谓"数之可数""数之可得",也就是说通过这种方法可以将"人中之阴阳"物质数得出来、得到结论,我们将其表述为无限可分、无限可知。

可见经典中医学并不是一般所认为的那样仅注重宏观和笼统,而是高度重视深入分析的研究方法,并且确认这一方法是数之可得、推之可知的,只不过在整体观念的指导下,不仅仅是单体阴阳物质的属性及状态能够"数之""推之",而且阴阳物质之间的普遍联系和运动(气化)状态也能够"数之""推之",特别是"其在人者"或"人中之阴阳",更是能够"数之可数""数之可得"。可以断言,《黄帝内经》之所以能够指导中医学传承发展两千年,中医学之所以能够在两千年的历史中不断取得新的跨越和发展,正是历代医学家采用"数之""推之"这一正确方法,并孜孜不倦地"推"和"数"的结果。

三、"数之""推之"与现代生命科学技术

任何科学技术的发展,都是不可能超越历史、超越生产力水平的,经典中医学产生与发展的两千年,中国社会始终处于农耕文明与手工业文明交织发展的阶段,即使中医学曾经在不同历史时期都处于领先地位,但终究不能超越历史,这个领先仅仅是代表农耕文明与手工业文明的领先,也只能是相对于同时期的其他学科如气象、物候、营造、物理、化学等学科的领先,更重要的是,它

是在广泛借鉴吸收气象、物候、营造、物理、化学等各个学科的研究成果才得以实现的领先，那种要求《黄帝内经》以及两千年的经典中医学给出超越历史的方法和结论、企图让《黄帝内经》无所不知、无所不能的苛求，是不切实际的，是毫无道理的。

无论如何，从理论和逻辑层面分析，《黄帝内经》所确立的锁定阴阳物质、进行"数之""推之"、实现"数之可数""数之可得"的研究方法是科学的、合理的，是现实可行的。我们有理由相信，《黄帝内经》中有关"诸湿肿满，皆属于脾""诸痛痒疮，皆属于心"等等不胜枚举的科学论断，都是通过一代又一代先哲圣贤持续不懈地"数之""推之"而得到的结论，只是由于受到当时木牍竹简帛书等书写手段的局限，不可能将"数之""推之"的全过程逐一记载下来，这不能不说是一大憾事。尽管如此，丝毫不影响"数之""推之"这一方法的科学地位和实践意义。

方法学层面的科学性确立之后，剩下的就是技术进步的问题了。由于中医学研究的主体对象是精气阴阳等生命物质，又由于其方法学基础是"数之""推之"，更由于历史的脚步已经跨入了工业文明乃至信息文明阶段，飞速发展的当代生命科学技术为我们提供了俯拾皆是的技术手段和仪器设备，"数之""推之"经典研究方法由自发性、粗放型进入到精准化、规范化成为可能。需要强调的是，首先，按照中医学整体观念的要求，"数之""推之"绝不能仅仅局限于单体物质的观察和发现，而是要把重点放在物质之间的普遍联系方面来，观察和研究相互之间联系的趋势、联系的方式、作用的过程、作用的结果等方面来，避免走上现代科学那种还原化、机械化、局部化的老路，才能真正发现和探究生命活动所具有的能动性、恒动性、互动性、生动性奥秘。其次，受科技水平和人们思维认识的阶段性局限，"数之""推之"在具体研究实践中，不可能在深度和广度方面一次到位、一蹴而就，不能追求在一个时期就能掌握生命活动的全部规律，只要我们善于把不同研究团队和不同历史时期的研究结果进行综合利用和研判，就可以无限接近于生命活动的真相。

第三节　基于"可千""可万"的物质谱系研究与创新

《黄帝内经》的另外一个重要贡献，是明确了生命物质是由无限层级构成的，即所谓"阴阳者，数之可十，推之可百，数之可千，推之可万，万之大，不可胜数""阴阳之中,又有阴阳",从而描绘出物质总体之下有阴阳两类、阴阳两类之下有脏腑之气、脏腑之气之下有不同功能之气,且无限深入广泛联系的生命物质全景图。

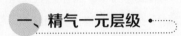

一、精气一元层级

虽然人体是由无穷之气构成的,生命活动是由无穷之气激发的,但如前所述,世间万物总有其相同和相近之处,所谓万物同质、万物同理就是这个道理。

中医学尤其善于从宏观层面分析研究事物或物体的基本属性及共同规律,因此,主动借鉴吸收传统哲学的"气一元论"或"精气一元论"观点,从总体上研究和把握精气属性以及气化运动的普遍规律。在这方面注重的是事物的同一性。也就是说无论客观世界存在有多少种气,总是具有共同的属性,遵循共同的规律,说到底就是其共同具有的物质性、关联性、恒动性。放到人体及其生命活动方面来,不管人体精气有多少种,其共同特征就是物质性,它是一种客观存在,是不以人的意志为转移的,是可以通过特定的技术手段而感知或发现的。同时任何一种精气物质都不可能是孤立存在的,相互之间存在着千丝万缕的联系,这种联系往往具有一定的倾向性和趋向性,而且总是生机盎然恒久运动的。精气一元是关于生命物质的最高概括和最高层级,而建立在这一认识基础上的物质性、关联性和恒动性,则是中医学研究人体、研究生命、研究健康、研究疾病的重点所在,也是中医理论逻辑体系的第一位阶。

二、阴阳二气层级

所谓阴阳二气,主要是指精气物质所具有的两种不同属性及其相互关系,这种对事物的认识和界定成为方法学之后,使一元化研究进入到二分法研究领域,实现了由第一层级向第二层级的延伸。

需要强调的是,阴阳二气绝不是简单的一分为二,而是具有丰富的科学内涵。第一,强调事物的相对性,也就是说无论事物或物体多么纷繁复杂,总是存在相互对立的两种属性或两个方面,从两个方面入手,就能发现或掌握各自的本质或规律。第二,强调事物的关联性,也就是说阴阳两种物质不可能孤立存在,而总是相互依存的,这样当我们在研究过程中发现或捕捉到一种物质时,应该能够捕捉到与其相关联的另一种物质,这一点为我们发现研判致病因素和抗病因素提供了理论依据和方法学基础。第三,强调事物的互动性,包括相互吸引、相互藏纳、相互交感、相互消长、相互转化、相互调适、相互平衡等等,这种关联和互动特性,从物质层面同样是可以被感知、发现并通过测量而得到准确结果的。研究和掌握这种互动规律,对于我们判定人体的健康状态、发病机制、病情进展、疾病转归以及确立治则治法都具有重要的指导意义。第四,强调物质属性的固有性,这一点与现代哲学范畴中的"一分为二"和"矛盾"等概念是不同的,当事物和物体被分为阴阳二气之时,阴和阳两类物质具有各自特定且固定的属性,凡是寒冷的、静止的、向下的等只能定性为阴类物质,而炎热的、运动的、向上的只能定性为阳类物质,二者不能相互切换和替代,而现代哲学所说的"一分为二"和"矛盾"概念,只要将事物或物体区分为相互关联的两类即可,各自并不具有固定属性,也就是说二者之间是可以相互切换和替代的。

三、本初三源层级

人体之精气不是凭空而生的,而是有其物质供应源头的,中医学系统总结了精气物质的三大来源,即所谓先天精气、天地清气和水谷精微。

其中,先天精气禀受于父母,来自先天,即所谓"人始生,先成精",先天精气是早于形体而出现的,它不仅仅构成了人体的早期形态结构和生命活力,而且在人的一生中源源不断地与后天精气相互作用,维持着生命活动,从物质层面入手发现并掌握先天精气的基本属性和运动状态,是中医学可持续发展的重要切入点。

天地清气来自大自然,由肺吸入,与水谷精微相互融合并且在先天精气的参与下,形成精气的中间阶段——宗气,进而化生为营气和卫气,运行并作用于全身,支持着复杂的生命活动,同样,分析和检测天地清气的吸收利用情况,也是研判人体健康和疾病状态的重要手段。

水谷精微主要是通过饮食物而提供的营养物质,其关键环节是"脾主为胃行其津液"和"脾气散精",进一步参与到宗气的形成中。

人体精气的三大源物质往往是相互联系共同作用的,这种联系和作用是中医学研究人体生命活动以及疾病发生发展的关键要素。

四、四大类别层级

人体精气物质是千差万别的，是无穷无尽的，更是千变万化的，这就是所谓"可千""可万"的本义所在。但就其功能特性而言，大概主要有四个方面：

一是构造性物质，这一类物质主要作用是构成人体的形体结构，一般而言，这类物质可以区分为三个阶段，第一阶段是增量阶段，也就是日常所说的成人之前或育龄期之前，主要包括胚胎期、新生儿期、婴儿期、儿童期和青春期，通常以女子三七、男子三八为界，主要表现为构造性物质的持续增量和积累，也就是新生的精气物质大大超过衰亡的精气，从而支持了人体的正常生长发育。研究和创新的主要切入点就是精气物质的新生和衰亡的比例关系；第二阶段是恒量阶段，也就是日常所说的青壮年时期或育龄期，这一时期的主要表现是构造性精气物质新增和衰亡相对平衡，或总是处在一个动态的增减可控的范围内，新增的精气物质主要用于补充衰亡的精气物质，从而呈现出形体结构不再发生显著变化，基本定型，通常是指更年期之前，中医学一般以女子七七、男子八八为界。研究和创新的重点就是能否维持这个动态平衡；第三个阶段则是减量阶段，也就是日常所说的老年期，这一时期的主要表现是构造性精气物质的逐步递减，增量逐渐少于减量，从而出现了诸如松弛、萎缩、疏松、变色、脱落、弯曲等形体变化，通常发生在女子七七、男子八八之后，随着生活水平和健康状况的改善，这一时间节点呈现出后移的趋势。研究和创新的重点是能否最大程度地促进构造性精气物质的适度递增和减缓构造性精气物质的衰亡。

二是能量性物质，曾经有人认为能量和物质是分离的，或者认为能量是独立存在的，但这种认识是不符合唯物论原则的，应当指出，任何能量都是由特定的物质产生、储藏并有序释放的，离开了物质便不会有能量，只不过由于能量的复杂性和多元多能性，决定了能量物质同样也是非常复杂而广泛的。在中医学范畴中，能量物质主要包括动力性物质、防御性物质、固摄性物质、催化性物质、感知性物质、思维性物质等。其活动周期大致也可分为三个阶段，第一阶段是发展阶段，各种能量性精气物质呈现出由不足、弱小到增加、完善的发展趋势，主要也指成人期或育龄期之前，也就是女子三七、男子三八之前，研究和创新的切入点，主要是对这些物质的产生和发育状况进行观察和分析；第二阶段是成熟阶段，呈现出各种能量性精气物质在数量和功能方面的持续稳定,其变化同样处在一个可自稳自调的动态平衡范围,主要也是指整个青壮年时期或育龄期,也就是女子七七、男子八八之前,研究和创新的切入点主要是观察这种自稳自调动态平衡关系的失衡状况;第三个阶段是衰减阶段,各种能量性精气物质呈现出在数量上逐步递减、在功能上逐步衰弱的状态,进而表现出体力不支、运动不利、不能负重、供血不足、体弱多病、饮食减少、代谢缓慢、视力昏花、听力减弱、记忆力减退、思维缓慢、二便失调等一系列功能衰减的状态,主要也是指整个老年期,研究和创新的切入点同样是从精气物质入手,最大程度地维护能量性精气物质的稳定,减缓能量性精气物质的衰减。

三是调控性物质,由于中医学所高度强调的整体观念所决定,精气物质之间所存在的普遍联系必然成为关注的焦点,这种普遍联系同样不可能是凭空产生的,一定有其独特的物质基础,这就是调控性精气物质。换言之,精气物质之间总是存在着调控进而被调控的对应关系,一般包括行为调控、意识调控、体温调控等,调控的向度一般为激发、增强和抑制、减弱两个方面。人们常说的体内各种信号或指令,事实上指的就是一系列信号物质或指令性物质,也常常被称之为媒介性物质。在中医学的范畴中,多数调控性精气物质是以经络的形式有序排列和定向作用的,这种排列很可能是非致密性的松散型排列,也就是中医学所说的"经气"即"经络之气",而在特定部位又可能形成相对集中、相对富集的状态,这或许是人体穴位的存在基础,除此之外,体温调控类精气物质的终端,还可能广泛分布于全身体表。研究和创新的切入点应当是围绕这种有序排列、定向作用、相对富集、体表遍布等特殊现象,观察和发现相应的物质极其运动联系方式。

四是生殖性物质,这是一类更为特殊的精气物质,它的一部分来自先天,禀受于父母,更重要的部分是后天建立起来的,一般在青春期之后渐趋成熟,从而具备了生殖繁育的能力,有的书上曾经说生殖之精就是先天之精,这种认识是完全错误的,如果说先天之精就是生殖之精的话,那么人体应当在刚一出生就具有生殖繁衍能力,这显然是十分荒唐的,如果一定要把先天之精和生殖之精联系起来的话,先天之精应当是父母的生殖之精,而不是自己的生殖之精,这一点是必须要区别清楚的。研究与创新的切入点应当是关注育龄期之前各个阶段生殖性精气物质的发生、发展和运动变化状态。

特别需要强调的是,尽管人体的精气物质可以表现为构造类、能量类、调控类、生殖类等不同特性和类别,但通常情况下,或者由于技术水平的限制使我们不能完全将其纯化为终极单体物质的情况下,我们所能观察到的常常是具有多种属性或综合属性的精气状态,换言之,我们所见到的构造类精气物质同时也往往具有能量类精气物质的属性和功能,能量类物质也常常具有构造类物质的属性和功能,这种现象或可属于单一精气物质的多重属性和功能,但更可能是精气物质的共生、伴生或融合状态。特别是调控类精气物质,除表现为前面所述的有序排列、定向作用、局部富集、遍布体表等倾向外,更多表现出与构造类、能量类以及生殖类精气物质的共生和伴生,从而在调控行为、调控意识和调控防御功能的同时,持续地发挥着对机体的生长发育、生理功能、生殖繁育的调控作用。

五、五脏族群层级

仔细分析中医学的精气物质体系,我们会发现一个十分有趣的现象,这就是除五脏之外,六腑、奇恒之腑、形体官窍、皮毛筋肉等几乎所有的形体结构,都没有自生所属的精气阴阳等物质体系,虽然我们也常常会提到胃气,但多数情况下是脾胃并称、脾胃同论的,关于胃的阴阳气血理论事实上是不完整的,这样,关于人体的精气物质的研究,事实上也主要集中于五脏精气方面。

本书上篇曾经讨论过,早在《内经》成书时期,由于失去了"解剖而视之"的社会和文化环境,中医学及时的搁置了围绕内脏特别是五脏的器官学研究,五个实质性器官事实上已经淡出了中医学观察和研究的视野,同时把研究的重心转移到精气物质方面来,虽然保留了肝、心、脾、肺、肾五个名词,但这五个名词已经与原来表述的五个实质性器官脱离了关系,而是作为新的名词术语的前置性构成要件,进而与阴阳精气等物质概念有机结合,形成了新的名词术语。这样,肝、心、脾、肺、肾客观上已经成为各自所属精气阴阳的统领、统属性概念,或称之为精气物质分类学概念。虽然《内经》曾指出"所谓五脏者,藏精气而不泄也"(《素问·五脏别论》),但显而易见的是,肝肾等器官并不是空腔器官,即使心有所谓"七孔三毛",肺也所谓"虚如蜂窝",但显然容量有限,而且脾的实体器官至今尚无定论,可见,这里的"藏精气"绝对不是把五脏器官作为储藏精气的场所而对待的,那么,"藏精气"的本义应当是,五脏主司全身精气的化生、运化与储藏,五脏是全身各部位精气储藏的供应源和主导者,说到底五脏就是遍布人体上下内外的五大精气族群。如此,当我们每每论及肝时,一定指的是肝阴、肝阳、肝气、肝血,而不是肝脏;论及心时,一定指的是心阴、心阳、心气、心血,而不是心脏,更不是心肌;论及脾时,一定指的是脾阴、脾阳、脾气、脾血,而不是脾脏;论及肺时,一定指的是肺阴、肺阳、肺气,而不是肺脏,更无关"华盖";论及肾时,一定指的是肾阴、肾阳、肾气,肾精,而不是肾脏,更无关"蚕豆状"。说到底,五脏就是五大精气物质族群,是人体精气阴阳的全部。研究和创新的切入点是聚焦于精气物质这一本体进行观察和分析,只有这样才可能发现和判定五脏的实质,那种以器官学为前提的所谓五脏本质研究,终究是徒劳的。

我们说五脏精气族群是人体及其生命活动的全部,并不是说每一个部位、每一种功能都是五脏精气在同一时间、同一空间以等量度的方式同时存在或同时作用,在长期的进化发展过程中,五脏精气族群形成了不同的主导性功能分工,这也就意味着五脏精气族群在体内的分布是有序的,是按照其功能布局呈现出相应的倾向性、趋向性、亲和性、专属性、流动性、分散性及富集性,这种排列组合及其运动变化,又常常在特定的规律作用下维持着一定的秩序,主要表现为在五行之间生克制化规律作用下所形成的秩序,从而使生命活动能够呈现出分工明确、运行精准、高度统一、广泛协调的生动景象。而分析观察五脏精气族群的独特属性和主导功能,分析观察其丰富的运动变化和协调联系机制,就成为研究和创新的主要切入点。

六、多元功能层级

按照"数之可千,推之可万""数之可数""数之可得"的原则,五脏精气族群仅仅是人体精气的大体分类,这一层级以下的精气物质更为多元,更为多样,更为多彩,更为丰富。

经典中医理论主要是按照功能精细化分工的路径而对精气的属性和功能进行分类的。这里有一个非常典型的例子,我们在临床上经常会做出"肾阳虚"的辨证结果,但令人感兴趣的是,同样是"肾阳虚",当以腰膝酸冷、四肢不温为主要表现时,我们常常使用金匮肾气丸为主治疗;当以水肿为主要表现时,我们常常使用真武汤为主治疗;当以多尿遗尿为主要表现时,我们常常使用缩泉丸为主治疗;当以五更泄泻为主要表现时,我们常常使用四神丸为主治疗……,凡此种种,不一而足。那么问题来了,很显然这四种处方的药物组成是明显不同的,所具有的药性物质也是千差万别的,所针对的发病原因和病机变化应该也是各有专属的,从而揭示出一个长期被我们忽略或有意无意回避的问题,这就是虽然都是"肾阳",但这里的"肾阳"仍然是一个较大的精气族群,也就是说当精气族群延伸到"肾阳"这一层级之时,仍然是由更多的下一位阶主导功能不同的"肾阳"所构成的,如果不是这样,则同属于"肾阳虚"但其临床表现各异、所用处方和药物不同,这一命题在逻辑学上就无解。按照这种解读,我们可以把五脏精气族群进一步细化:

心系精气族群,下位层级当有主神明之精气、主血脉之精气、统合小肠之精气、开窍于舌之精气、其华在面之精气等;

肺系精气族群,下位层级当有主气司呼吸之精气、主宣发肃降之精气、主行水之精气、朝百脉之精气、主皮毛之精气、统合大肠之精气、开窍于鼻之精气等;

脾系精气族群,下位层级当有主运化之精气、主统血之精气、主升提之精气、主四肢肌肉之精气、统合胃腑之精气、开窍于口之精气、其华在唇之精气等;

肝系精气族群,下位层级当有主疏泄之精气、主藏血之精气、主筋之精气、统合胆腑之精气、开窍于目之精气、其华在爪之精气等;

肾系精气族群,下位层级当有主藏精之精气、主水液之精气、主骨生髓通脑之精气、主纳气之精气、主生殖发育之精气、司二便之精气、统合膀胱之精气、开窍于耳及二阴之精气、其华在发之精气等。

需要指出的是,由于人体精气的多样性和各自功能的复杂性,在任何一个分类层级,都是难以穷尽所有精气物质的。

就现有经典理论的内容而言,需要关注的有:

一是奇恒之腑的问题,由于经典理论尚未发现奇恒之腑(胆除外)各自的所属经络,其与五脏精气及其他形体结构的联系方式尚未可知,更由于奇恒之腑并不具有化生精气的能力,只能是五脏精气分布和作用的场所,我们研究奇恒之腑的精气活动,说到底研究的仍然是五脏精气,也就是说奇恒之腑与五脏精气不属于同等位阶,那些关于"心主神明"还是"脑主神明"的争论是无谓的,是伪命题。如果一定要给出一个解释的话,正确答案应该是,以心肾为主的五脏精气运行分布到脑之后,进而发挥出"主神明"的功能。此外关于脉也是一个需要讨论的问题,我们常说"心主血脉",但显而易见的是,临床上进行脉诊时,所诊察的结果不仅仅反映心系精气的情况,而是能够把五脏精气的综合情况都能反映出来,这就提示我们精气之间普遍联系和运动变化始终应当是研究的重点,逐层深入分析绝不意味着孤立和割裂开来看问题。

二是关于"五脏神"的问题,经典理论在明确"心主神明"的同时,又特别指出"肾通脑",也自然与神明发生了关系,而且五脏精气所配属的还有"五志",这就提示我们,五脏精气共同参与了人体的神明活动,但由于神明活动本身所具有的等级性和专属性,五脏精气在其中的功能和作用也各有侧重。就现有的理论而言,可能心系精气主要承担的是精神意识思维和语言活动;肝系精气主要承担情绪调节活动;肾系精气主要承担睡眠、记忆、精细动作等活动;肺系和脾系精气主要承担性格及意志等方面的活动。但无论如何每一种神明活动或多或少或主或次都应当是五脏精气在脑这个场所中共同参与综合作用的结果,但是按照《灵枢·本神》所说的"心为五脏六腑之大主"的观点,心系精气在包括五脏神在内的整体神明活动中所具有的地位和作用,值得进一步深入研究。

三是关于"五液"的问题,由于五液分泌和释放的部位多与五脏精气形成了表里官窍的统合关系,因而也在五脏精气层面各有所主,其变化也反映了五脏精气各自的变化,只有汗液是特例,分泌汗液是皮毛,而皮毛是由肺系精气所主,因而经典理论以血论汗,正如《素问·宣明五气论》所说"五脏化液,心为汗"。

四是关于"五季之气"的问题,经典理论认识到五脏精气的化生和运动与一年四季的气候变化密切相关,且各有相应,在临床诊治和时令养生方面具有一定的现实意义。

七、无限可分层级

即使我们分析到前文所说的多元功能层级,依然有下一层级的精气物质存在,同样可被感知、可被发现、可被掌握、可被利用,如主血脉的心系精气又有主血之精气和主脉之精气的不同;主气司呼吸之肺系精气又有主呼吸之气和主一身之气的不同;主运化之脾系精气又有运化水谷之精气和运化水液之精气的不同;主疏泄之肝系精气又有疏通气血津液、调畅情绪意志、调节消化吸收、调控生殖之精等精气的不同;主藏精之肾系精气,又有主藏先天之精与后天之精、主藏生殖之精与发育之精等精气的不同。可见,精气物质与世间万物一样,是无穷无尽的。我们的任务是不断地发现未知精气的内在属性及其运动变化规律,激发常态,干预、调整和逆转修复异常,从而达到诊疗疾病、维护健康的目的。

更重要的是,本书要解读的是中医学的发展问题,当我们把精气阴阳确认为是生命物质、生命物质又具有可千可万的本原属性、五脏仅仅是一个层级的精气族群、五脏所主所司所统所合所表所里的多元功能本质上依然是更深层级的精气物质所具有的功能之时,进一步联系经典中医学所走过的历史发展进程分析,这一路径基本是客观真实的,是准确可靠的。目前面临的问题是,既有经典理论的术语体系主要是建立在已知的生命活动和病理现象基础上的,用于表征业已发现的客观现实,无疑是准确的、合理的、科学的,但随着研究的不断深入,必然会有更多新的精气物质不断被发现,既有的术语就不能满足理论发展的需求了,其实这也没什么可奇怪的,当代科学同样是日新月异,特别是生命科学,不断有新的蛋白、新的基因、新的机制被发现,随之也就有一系列新的名词术语的诞生,所不同的只是,西方科学家习惯以字母和数码而命名,中医学对物质的命名不仅需要给出名称代号,而且通常希望这一名称代号具有相应的内涵,因此关于中医学的研究与创新,不仅仅要求专注于新的精气物质内在属性及其运动变化规律的发现和掌握,同时还要注重符合中医学理论表述规律的名词术语体系的研究与创新,可谓是任重道远。

第四节　基于"互根""互化"的精气运动联系研究与创新

阴阳学说是中医学理论建立之时所借鉴和吸收的最重要的东方哲学理论之一,通过对其进行医学化改造,为其赋予了丰富的医学内涵,特别是从之前广泛表征天地万物精气阴阳的基本属性及其运动变化领域,高度聚焦到人体精气阴阳的内在属性及其运动变化方面来,进一步在理论层面使阴阳这一曾经是独立的术语转型为中医学术语的构成要件,而且强化为核心要件,五脏术语与阴阳术语形成了凝固性的不可分割的完整结构,在高度突出阴阳二气的物质性、关联性、恒动性的基础上,进一步强调了阴阳二气的生命物质活性。

一、人体精气物质的二元互根

我们知道,就阴阳概念的本初含义而言,主要有两个方面,一是天地万物都可归纳为阴性和阳性两大类别,人体精气物质也是如此,二是任何单体物质都具有阴阳两重属性,但由于天地万物的无限性和人们不同阶段认识水平的局限性,我们很难得到终极阶段的单体物质,研究视野所及的精气物质呈现的阴阳两重属性,往往是更深层次阴阳两类物质各自的主体属性,很少是单体物质的两重属性。这样我们日常所说的阴阳,更多指的是两类物质而非单一物质的两重属性。

所谓互根,主要指的是具有阴阳两类不同属性精气物质之间所具有的三种关系:

一是相互对立:《素问·阴阳应象大论》指出:"天地者,万物之上下也;阴阳者,血气之男女也;左右者,阴阳之道路也;水火者,阴阳之征兆也。"借用天地、上下、男女、左右等非常典型的对立性事物,形象地描绘出"天地常道,相反之物也""阴与阳,相反之物也"(《春秋繁露·天道无二》)的固有对立关系,而对立关系的存在正是相互斗争的基础,只有相互对立和斗争才能产生运动变化,可以说,阴阳对立是精气物质气化运动的原始动力。

二是相互依存:也就是说,阴阳二者之间总是依据对方的存在而存在的,当我们发现一种精气物质存在时,一定能发现另一种与之属性相反的精气物质,任何一种精气物质都不可能孤立存在。换言之,即使我们只发现了一种精气物质而没有其他精气物质与之共生或伴生时,这种精气物质既不属于阴,也不属于阳,也就不具有生命物质所特有的生命活性,《素问·阴阳应象大论》所说的"阳生阴长、阳杀阴藏",就是对这种共生、伴生、依从关系的生动写照。

三是相互为用:阴阳两类精气物质的共生、伴生现象的存在,客观上为二者在相互促进方面提供了基础条件,从而使二者在气化活动中形成了互为因果、互为动力的辩证关系,前文所说的"阳生阴长",也可解读为只有阳生,才能阴长,逆定理也成立,而所谓"阳杀阴藏",也可解读为只要阳杀,就会阴藏,同样逆定理也成立,所谓"孤阴不生,独阳不长"就是这个道理。阴阳两类精气物质之间这种相互为用的原生关系,是其后任何一种运动变化关系的前提和基础。

当我们把阴阳两类精气物质之间所固有的二元互根关系明晰之时,就可以形成以此为理论指导的研究创新的技术路径。例如,按照相互对立的观点,我们在发现致病因素的同时,一定能够发现相应的抗病因素,进而研究和开发抑制或消除致病因素、激活或壮大抗病因素的技术和产品;按照相互依存的观念,我们在发现一种维护健康、抵御疾病的物质和因素的同时,一定能够发现另一种维护健康、抵御疾病的物质和因素。周而复始,使我们维护生命健康的技术和手段不断丰富起来;按照相互为用的观念,当我们发现既有的手段和措施相对单一、效果有限且尚无替代性技术时,我们一定要意识到,精气物质特别是抗病因素从来就不是孤军深入、单兵作战的,这样就能研究和开发相类的补充性增强性技术,使之相互促进共同作用,以利于最大程度的增强效果。

二、两类精气物质的互藏互感

所谓"互藏",就是指阴阳两类精气物质常常可以相互包藏容纳,正如《素问·天元纪大论》所说的"天有阴阳,地有阴阳……故阳中有阴,阴中有阳",也就是说阴阳两类精气物质是以不离不弃的方式存在的,之所以形成这种相对稳定的这种存在,既源于阴阳之间相互依存的固有关系,也源于阴阳之间差异化属性的固有吸引力,即所谓"高下相召,升降相因,而变作矣"(《素问·六微旨大论》)和"动静相召,上下相临,阴阳相错,而变由生也"(《素问·天元纪大论》)。所谓"互感",是依存互用关系的一种特殊形式,主要用来表征阴阳之间互为因果、互为动力关系,也就是说阴或阳各自从来不可能自主发生运动变化,同时各自的运动变化所产生的效应和影响,也不可能仅仅局限于自身或局部,往往会向外进行扩散和辐射,这种扩散和辐射不是无序的,而是自主性规律性的作用于与其形成依存互用关系的另一方面,另一方面的接受感应也常常是选择性接受的。

阴阳两类精气物质的互藏互感,也主要有三种方式,一是内在性互藏互感,主要是一种精气物质内部两种属性物质的互藏互感;二是相邻性互藏互感,主要是处于临近位置的关联性精气物质的互藏互感。以上这两种情形的形成,除前述原因外,应当与相互之间可直接作用有关;三是远距离互藏互感,主要是指相距较远的精气物质间的互藏互感。这种情形的形成,应当是阴阳两种属性的精气物质相互依存、相互为用这种固有关系在发挥作用。

当我们认识到阴阳两类精气物质互藏互感关系的客观存在时,就可以对研究和创新做出合理的规划和设计,例如,从内在性互藏互感的情形出发,注重发现同一精气物质内部两种下位精气物质在健康或疾病发生发展中的状态和关系变化;从相邻性互藏互感的情形出发,注重发现临近关联性精气物质之间在健康或疾病发生发展中的状态和关系变化;从远距离互藏互感的情形出发,注重发现相距较远的关联性精气物质之间在健康或疾病发生发展中的状态和关系变化。这样,我们就能从各种形式的互藏互感异常变化中,发现疾病发生的初始状态,研判疾病发展的内在机制,研究控制和阻断疾病发生发展的技术和方法。

三、两类精气物质的消长转化

由于阴阳两类精气物质客观上存在的相互对立的关系,二者始终处于制约的状态,自身运动变化以及对其他精气物质发挥作用又必然是一个不断消耗的过程,加之其他外在因素的影响,阴阳各自在总量和能力发挥方面,注定不会是一个恒定的水平和强弱状态,而是持续处于动态变化之中,呈现出此消彼长或同消同长的情形,这就是阴阳消长。同时阴阳两类精气物质一方面互以对方的作用作为自身不断化生的条件和依据,另一方面又常常在自身发展到一定的限度时出现了对方为主导才有的属性和状态,这就是阴阳转化,也就是《灵枢·论疾诊尺》所说的"重阴必阳,重阳必阴"。

一般情况下,阴阳的消长常常处于可控状态。之所以可控,是由阴阳之间所具有的自稳平衡能力所决定的。但是,当其消长超过一定的限度时,这种自稳平衡能力便失去了作用,从而出现一方面无序而消、另一方面无序而长,甚至出现无序化同消同长的情形,从而导致疾病的发生,"阴胜则阳病,阳胜则阴病"(《素问·阴阳应象大论》)就是这个意思。

当我们掌握了阴阳消长转化规律之时,研究和创新的基本思路应当是,以观察阴阳两类精气物质为前提,密切关注阴阳消长动态平衡关系的发展变化,研究造成过度消长、无序消长的原因和机制;开发阻止或逆转过度消长、无序消长的技术和方法。在阴阳转化方面,同样应当是以观察阴阳两类精气物质为切入点,关注阴阳之间在促进化生方面存在的异常情况,特别是要在关注过度消长、无序消长的限度,发现可能发生过度性无序化同消同长的线索,研究开发阻止和逆转"重阴必阳,重阳必阴"等重症的技术和方法,正所谓"谨察阴阳所在而调之,以平为期"(《素问·至真要大论》)。

第五节 基于"生克制化"的精气秩序研究与创新

除精气学说、阴阳学说之外传统哲学对中医药理论影响最为深刻的还有五行学说。所谓五行,最早是采用人们最为常见的五种物质对天地万物中具有相同和相类属性的五大物质类别的表称,即木类物质、火类物质、土类物质、金类物质、水类物质。之后人们发现,这五大类物质相互之间的联系及其运动变化,总是遵循着一定的规律,维持着一定的秩序,进一步经过《黄帝内经》对其进行医学化改造之后,五行与五脏精气族群之间形成了对应关系,更由于五脏精气族群的解读更加符合人体精气属性的实质,此前那种"曲直、炎上、稼穑、从革、润下"等有关万物精气属性的论述便逐步退居其次,而五行之间所固有的相生、相克、制化、胜复、相乘、相侮等错综复杂的关系,则与五脏精气族群理论所认识到的人体精气关系具有很高的吻合度,五脏精气族群总是按照这一模式循环往复、周而复始、秩序井然的运行,某一个环节发生异常都可能导致疾病的发生,因此,用于认识和把握具有生命活性的人体精气的运行秩序更具有实践意义,体现在中医学中的五行学说更多情况下是关于人体精气秩序的学说。更重要的是,五行之"五",在很多情况并不是刻板的量化概念,在一定意义上可以解读为"多"或"各",其核心主要是指直接和间接关联的精气族群之间客观存在的激发与促进、约束与控制所形成的基本秩序以及这种秩序破坏后的异常情形,研究和创新过程中不应当过于拘泥于"五"这个数字。

 一、基于五行相生的精气秩序·

所谓相生,是指精气之间客观存在的、按照一定的次序发生的以资生、助长、激发、促进、增强为主要特点的作用和关系。其基本次序是木生火、火生土、土生金、金生水、水生木。通过这种作用和关系使每一行都能得到其"母"精气的源源不断的激发和助长,同时自身又能对其"子"精气源源不断地激发和助长,从而维护着共生共长的协调关系。以秩序为主要研究目标的五行相生,重点关注的是生命活动的常态,也就是我们常说的生理关系。在中医学理论中,五行主要是与五脏相匹配的,由于五脏的内涵主要是五脏精气族群,因此,五行相生所体现的激发和促进性秩序,也就是五脏精气族群之间依次具有的激发和促进性秩序,这样我们的研究和创新就找到了切入点,其基本思路是,围绕五脏精气族群的专属性和对应性,依次观察肝、心、脾、肺、肾五大精气族群是否维持着激发和促进作用,这种激发和促进作用是否维持在一定的范围,如果发生迟缓、脱节或逆转等异常情况,则要观察主要发生在哪个环节以及原因何在,进一步研究调整和控制的技术和方法。总之,研究和创新的目的是最大程度地维护相生秩序,调整和控制相生不力或相生不能。

二、基于五行相克的精气秩序 ········

　　五行相克主要是指五行之间客观存在的、依照一定次序所产生的克制、约束、调减、管控等方面的作用和秩序。其基本次序是木克土、土克水、水克火、火克金、金克木,通过这种有序调节使每一行都能处于一种克它和被克的状态,进而使其始终维持着一定的量化范围以及相互之间维持着有序的动态平衡,避免出现太过和不及。同样,五行相克重点关注的是生命活动的常态,同样论述的是生理关系,落实到与之相匹配的五脏精气族群时,五行相克所体现的制约和管控性秩序,也就是五脏精气族群之间依次具有的制约和管控性秩序。这样,我们研究和创新的基本思路就是,围绕五脏精气族群的专属性和对应性,依次观察肝、心、脾、肺、肾五大精气族群是否维持着制约和管控作用,这种制约和管控作用是否维持在一定的范围,如果发生减弱、脱节或逆转等异常情况,则要观察主要发生在哪个环节以及原因何在,进一步研究调整和控制的技术和方法。总之,研究和创新的目的是最大程度地维护相克秩序,调整和控制相克减弱或相克无力。

三、基于五行制化的精气秩序 ········

　　所谓制化,就是人体精气客观存在的相生与相克同时作用并协调有序的秩序状态。五行固然必须周而复始地进行着母子相生活动,但这一相生活动并不是孤立存在和独自运行的,而是与五行相克高度协调匹配的,正是由于相生的存在,维持了相克的有力和持续运转,同样正是由于相克的存在,维持了相生的有序和均衡。以木、土、金的关系为例,正常情况下是土与金相生关系,木与土是我克关系,金与木是克我关系,当土气较弱时,一般是克我者木气太过,那么我生者金气就会对木气产生制约和管控作用,使木气不致太过,这样土气的较弱状态就会得到缓解,这一流程正是相生和相克共同作用形成的一种反馈回路。只有这种相生和相克的有机协调,才能实现人体精气源源不断地化生,《素问·六微旨大论》中"制则生化"一句,就是把制约和生化联系起来加以论述的。

　　五行的制化机制,远比相生相克这种一一对应的线性关系复杂得多,但其本质上同样重点关注的是生命活动的常态,同样论述的是生理关系,同样能够落实到与之相匹配的五脏精气族群关系中,只不过是在更高层次观察和讨论五行之间错综复杂的信息反馈和调节控制,这样,我们在进行研究和创新时,既要关注精气依次连续相生的正反馈,也要关注精气依次相克的负反馈,更要关注来自相生和相克各方面运行的综合信息,也就是多元反馈,进而综合观察和研判激发促进、制约管控的整体状态和协调情况,并针对发生的各种异常情况,研究相应的纠正和调整技术措施,维护相生相克这一系统的动态稳定和有序运行。

四、基于五行胜复的精气秩序

人体精气所存在的生克制化关系和秩序,总是动态的,虽然生命活动要求其应当维持平衡和有序,但在其运行过程中,往往会出现不同程度的偏离或偏盛,有时更会出现特殊偏盛,引起原本"所不胜"者的过盛,而使其恢复常态,这种情况下,初始过盛称为"胜气",反应性过盛称为"复气",这种系统性调控就是五行胜复。例如:木气过亢则致土气衰弱,土衰则不能制水而致水盛,水盛制约火气而致火衰,火衰不能制金而使金旺,金旺则可以制约和管控过亢的木气,从而使生克制化复归常态。在这一过程中,木气过亢得到制约是间接的,是通过全链条综合调控而得以实现的,实际上,这一流程反映的不仅仅是建立在相克关系上的情形,由于相生相克总是综合运行的,相生关系在其中也会发生作用,如前文所述的,当木气太过(胜气)导致土气较弱时,那么我(土气)所生者金气就会对木气产生制约和管控作用,这样土气的较弱状态就会得到缓解(复气)。五行胜复是客观存在的,在《素问·至真要大论》中称为"有胜则复",而通过生克互动共同实现的五行胜复,我们称之为"子助母强"。

五行胜复反映的是另一种复杂的精气调控机制,由于其本质上同样重点关注的是生命活动的常态,同样论述的是生理关系,同样能够落实到与之相匹配的五脏精气族群关系中,只不过更注重对过强过盛一方的有机调节和管控,因此,我们在进行研究和创新时,除关注精气依次连续相生的正反馈、负反馈和多元反馈等属于五行制化范畴的情况外,特别要顺应生克制化的内在规律,围绕特定的偏胜状态研究相应的纠正和调整技术措施,不断增强干预和调控的效果。

五、基于五行相乘的精气异常 ········

五行相乘实质上是五行相克关系的太过，超越了五行之间自我调控的能力，破坏了我们一直强调的动态平衡，是一种非正常的病理现象，其次序与五行相克的次序相同。所形成的原因是复杂的，一方面是由于某一精气族群自身的化生不足或消耗太过，以及功能弱化气化不能，导致原本应当属于自身所制约的一方失去控制而过度强势；另一方面是由于某一精气族群无节制壮大导致对自身所制约的一方过度控制，出现恃强凌弱的情形；还有一方面是以上两种情况同时存在。在这些异常情况的形成过程中，既可有某一精气族群自身的原因，也可有上下游精气族群异常变化的原因，还可能由于外来致病因素与精气族群自身变化相互重叠而引起。

既然五行中的每一行都代表的是相应的精气族群，因而五行相乘必然也反映着精气族群之间相克太过的异常变化，实践中其在疾病的传变发展和转归预后方面应用较多。研究和创新的切入点一方面应当是从临床表现出发，紧紧围绕这些临床表现所对应的精气族群开展系统的分析观察，并结合上下游关联性精气族群的变化，对造成相乘情形的主次矛盾做出判定，从而把握疾病的传变和转归趋势，进一步围绕精气族群的变化研究开发有效的干预和控制技术措施，达到避免病情加重、促进疾病痊愈的目的。

六、基于五行相侮的精气异常 ········

五行相侮是建立在五行相克次序基础上的另一种异常现象，主要表现为逆向约束与控制，常常称之为"反克"。其形成原因与相乘类似，一方面是本应处于强势地位的某一精气族群化生不足或功能弱化，不能正常发挥对其所胜一方应有的约束和控制作用，反而导致对方过度强盛，能力失控，进而对自身的正常运动变化产生不应有的约束和控制；另一方面是本应处于被约束和被控制状态的某一精气族群在特定条件和环境下异常壮大，失去控制，对原本应当控制自己的一方形成了反向控制，导致对方的功能紊乱；还有一个方面就是上述两种情况的同时并存。同样，相侮情形的产生，既可以是某一精气族群自身的原因，也可以是上下游关联性精气族群异常变化所致，也经常会是精气族群的异常与外来致病因素的叠加所导致。

临床实践中,相侮现象常常是"兼夹证"或"并发症"发生的原因之一,因而,我们在研究和创新中,同样应当是按照"有诸内者必形诸外"的原理,首先明确精气族群与临床表现的对应关系,围绕某一精气族群的异常变化,同步观察上下游精气族群相应变化,联系临床表现对造成相侮现象的主次矛盾做出判定,对"兼夹证"或"并发症"发生发展的趋势和程度进行分析研究,进而研究和开发相应的干预和控制技术。

第六节　基于综合隶属关系的精气分布研究与创新

本书前文反复说过,中医学是关于生命的科学,是关于生命物质的科学,经过医学化改造的精气、气化、阴阳等原本属于哲学范畴的概念,在中医学中主要是指具有生命活性的精气物质,换言之,生命的本质就是精气物质的普遍联系和运动变化,而原本属于医学范畴的肝、心、脾、肺、肾五个名词,在不得已搁置了器官学研究之后,通过与精气、阴阳等术语的完美结合,形成了专属于生命科学的新的名词,其本义也特指五大精气族群,而这五大精气族群应当是人体精气物质的全部,其他几乎所有的形体部位(胃另讨论)均没有属于自身所属的精气物质,其作用几乎全部是五脏精气族群运行分布到来之后而产生的。同时,五大精气族群的分布和作用虽然错综复杂,但绝不是杂乱无章、混沌无序的,而是遵循特定的表里、统合、隶属关系有规律成系统地分布和作用的。

一、五脏精气族群在六腑的有序分布与定向作用

所谓"六腑",就是指胆、胃、大肠、小肠、三焦、膀胱六个器官,其共同特征都是空腔器官,中医学对其功能定位是"传化物而不藏",这里的"传化物",说明其主要是特定物质的容器和通道,而"不藏"二字则说明六腑在人体精气的化生和分布储藏方面不具有主导作用,这一点揭示了各自"传化物"功能的发挥,其动能主要不是来源于自身,一定有特定的专属性的动能供应,脏腑之间的表里关系正是这种内在规律的客观表述。

分而论之,胃的主要功能是受纳腐熟水谷,这应当属于水谷的前处理阶段,但必须具有足够的精气物质才能实现,虽然文献中也有胃气、胃阴等之类的表述,但与五脏精气、阴阳理论相比较,依然是不够完善的,《素问·厥论》指

出"脾主为胃行其津液者也",就说明了受纳腐熟作用实际上主要是脾的精气阴阳以胃为场所产生的作用。胆的功能是作为"中精之腑"(《灵枢·本输》),"盛精汁三合"(《难经·四十二难》),一般认为精汁就是胆汁,可见胆的"传化物"就是传化胆汁,其本质则是肝的精气、阴阳通过运行分布之后以胆为场所发挥的作用。小肠的功能是泌别清浊,可视作为水谷的第二个前处理环节,其本质是心的精气、阴阳运行分布之后以小肠为场所发挥的作用。大肠的功能是传变糟粕,可视作为饮食物向废弃物和排泄物的处理环节,其本质是肺的精气、阴阳运行分布之后以大肠为场所发挥的作用。膀胱的功能是气化和排泄水液,可视作是津液向废弃物和排泄物的处理环节,其本质是肾的精气、阴阳运行分布之后以膀胱为场所发挥的作用。三焦的情况比较特殊,一般认为是指胸腹躯干部位,是一个大型的空腔器官,其"传化物"包括了其他五腑的全部功能,其本质应当也是五脏精气、阴阳以三焦为场所在各自的表里相合部位所发挥的作用。

之所以有这样的解读,主要是由于任何生理功能的发挥必须有其动能的供应和支持,只有五脏精气、阴阳才具有相应的作用。所谓"表里"关系,实质上主要是五脏精气阴阳所固有的专属性作用场所而已。当然,六腑本身也不是无所作为的,而是持续处于各自的运动状态的,离开了六腑,五脏精气、阴阳便失去了在"传化物"过程中所依托的特定场所,也就失去了其相应的作用和意义,同时,六腑本身的异常变化,也会对五脏精气、阴阳在各自部位发挥作用产生干扰、阻碍和其他负面影响。

二、五脏精气族群在奇恒之腑的有序分布与定向作用

在中医理论的视野中,五脏是指五大精气族群,主要功能是主司精气、阴阳在全身上下的分布与储藏,使其不会外泄而损耗;六腑则都是空腔器官,多数都直接或间接地与体外相通,其功能主要是"传化物"。还有一类内在器官,不具有自身所专属的精气、阴阳,也不具有六腑那样的"传化物"功能,大多也不与体外相通,是一种异于六腑常态的特殊存在,我们称之为"奇恒之腑",包括脑、脉、骨、髓、胆、女子胞。

奇恒之腑与五脏精气并没有一一对应的表里关系(胆除外),其功能运行的机制更为复杂,一方面通过五脏各自的所主所司使其成为具有统合关系的精气活动场所,如心主神明、心主血脉、肾主骨生髓通脑、肾主生殖发育等,就

意味着心或肾的精气族群活动场所分别是在脑、脉、骨、髓、女子胞等部位;另一方面同一场所往往是多个精气族群共同分布和作用部位,如心和肾的精气族群同时可分布和作用于脑,同一精气族群又可以同时分布和作用于不同的场所,如心的精气族群可同时分布和作用于脑和脉,肾的精气族群可同时分布和作用于脑、骨、髓和女子胞。这一现象进一步提示五脏精气绝不是单一物质而是精气族群,其中的任何一种下位精气都有其专属性分布和作用部位,奇恒之腑的各种功能,也都是五脏精气族群分别运行和分布到这些部位之后所产生的作用;更重要的是,五脏精气族群对于某一个奇恒之腑而言,又常常呈现出共同作用,这些作用的产生可以是直接由所主所司关系而产生的,又常常是先与具有所主所司功能的精气族群产生联系,进一步间接地对某个奇恒之腑发挥作用的。虽然与脏腑表里关系相比较,五脏精气族群与奇恒之腑之间的关系更为复杂,但可以肯定的是,奇恒之腑功能和作用,都是五脏精气族群选择性地以奇恒之腑为场所而发挥的功能和作用,只不过这些精气族群功能和作用的正常与否,必然会受到奇恒之腑自身状态的影响,二者之间的关系同样是相辅相成的。

三、五脏精气族群在五官九窍、皮毛筋肉的有序分布与定向作用

除六腑和奇恒之腑外,五脏精气族群是分布于人体上下内外所有形体部位的,进而在相应部位发挥其自有的作用,这种有序分布,是通过五脏精气各自的所主所司、外窍外华等隶属关系而实现的。

基本情况是肝主筋、开窍于目、其华在爪,肝的精气族群主要有序的分布在筋、目和爪,这些部位的功能和作用实质上是由肝的精气族群运行分布的到来之后所发挥的,通过这些部位特定功能及其变化,可以判定肝的精气族群的正常与否,如关节运动、视觉能力、爪甲荣枯等;心开窍于舌、其华在面,心的精气族群主要有序的分布在舌和面,这些部位的功能和作用实质上是由心的精气族群运行分布的到来之后所发挥的,通过这些部位特定功能及其变化,可以判定心的精气族群的正常与否,如语言能力、面部色泽等;脾主四肢和肌肉、开窍于口、其华在唇,脾的精气族群主要有序分布在四肢、肌肉、口和唇,这些部位的功能和作用实质上是由脾的精气族群运行分布的到来之后所发挥的,通过这些部位特定功能及其变化,可以判定脾的精气族群的正常与否,如四肢力

量、肌肉发育、口感味觉、唇部色泽等;肺开窍于鼻,其华在皮毛,肺的精气族群主要有序分布在鼻和皮毛,这些部位的功能和作用实质上是由肺的精气族群运行分布的到来之后所发挥的,通过这些部位特定功能及其变化,可以判定肺的精气族群的正常与否,如嗅觉能力、调温御寒能力等;肾开窍于耳及二阴、其华在发,肾的精气族群主要有序分布在耳、二阴和头发,这些部位的功能和作用实质上是由肾的精气族群运行分布的到来之后所发挥的,通过这些部位特定功能及其变化,可以判定肾的精气族群的正常与否,如听觉能力、排泄能力和头发荣枯变化等。

五脏精气族群特定所主所司部位和外窍、外华部位的功能和作用,都是五脏精气族群选择性地以这些部位为场所而发挥的功能和作用,只不过这些精气族群功能和作用的正常与否,同样会受到这些部位自身状态的影响,二者之间的关系同样是相辅相成的。

通过前面的论述,我们已经明确,人体任何部位的功能和作用都是五脏精气族群运行分布到来或进一步在这些部位催化、转化之后所发挥的,那么,我们研究和创新的切入点就是首先要从这些部位的功能作用入手,对相应五脏精气的属性和状态进行观察分析和归纳分类。其次要从这些部位自身的异常变化入手,通过其在异常情况下的临床表现,观察分析相应五脏精气族群的盈亏盛衰,如对于肝的精气而言,通过胆汁分泌排泄、情绪变化、血液分布、视觉能力、关节运动、爪甲营养等表现,观察分析其精气的盈亏盛衰变化规律;对于心的精气而言,通过小肠泌别、思维意识、血液运行、血脉变化、语言能力、面部色泽等表现,观察分析其精气的盈亏盛衰变化规律;对于脾的精气而言,通过饮食状况、血液化生、四肢力量、肌肉运动、味觉口感、口唇色泽等表现,观察分析其精气的盈亏盛衰变化规律;对于肺的精气而言,通过大肠传导、调温御寒、嗅觉能力等表现,观察分析其精气的盈亏盛衰变化规律;对于肾的精气而言,通过水液代谢、月经来潮、生殖繁育、睡眠情况、骨骼(含牙齿)变化、髓海盈亏、听觉能力、排泄能力、头发变化等表现,观察分析其精气的盈亏盛衰变化规律。再次要通过治疗过程,观察分析其精气盈亏盛衰的恢复性变化规律。更重要的是要通过各部位综合表现及其变化情况,观察分析五脏精气之间盈亏盛衰的相互联系和相互影响规律。

第七节　基于精气血津液的精气存在方式研究与创新

我们说精气是构成人体的基本物质和维持生命活动的基本物质,主要是从其本原和本质属性的角度而言的,由于生命活动是复杂的,其对精气物质存在形态的需求也是多样的,大体可分为两种形态,即气态和液态,无论是气态还是液态,既可以运行和分布于脉中,又可以运行和分布于脉外。其中,运行和分布于脉中的精气物质呈现为液态,其精气物质全部融入液体中,称之为血;运行和分布于脉外的精气物质,既可呈现为液态,称之为津液,其融入液体中的精气物质称之为津,其余液体部分称之为液,又可呈现为气态,以弥漫或弥散的形式进行升降出入的运动,称之为气,同时,无论是脉中还是脉外,无论是气态还是液态,其精气物质均可称之为气,其中最为精华、精纯、精微的部分单独称之为“精”,这种形态的精不再与气同时并称。

总之,精、气、血、津液都是人体精气的客观形态和存在方式,由于其都是由更深层级的不同精气物质为主体构成的,下位层级各种精气物质具有的功能也不同。

一、以精为主体的研究与创新

精是人体精气中的精纯部分,是人体精气的构成要件,无论是禀受于父母的先天之精,还是来自“五脏六腑之精气”(《灵枢·大惑》)的后天之精,都必须是融合之后才能作为成熟的精气发挥气化作用。尽管胚胎阶段的先天之精未曾得到后天之精的强化,但由于其来自父母,从父母的角度分析,仍然是先天之精和后天之精的结合体。精作为一种客观存在的物质,往往与气、血、津液共生或伴生,根据其功能不同,又可区分为生殖之精、生长之精、生髓之精、化血之精等多种类型。

在研究和创新时需注重几个方面,一是精作为客观物质是可以被观察、分离、分析检测的,根据其生殖、生长、生髓、化血等不同之精的功能属性,是可以分别进行定性和定量分析的,结合正常生命活动情况下精的动态变化,是可以观测到其常规量值并作为健康指标应用的;二是人体的多种生理功能是由不同之精分别产生的,其自身的异常变化必然伴随着相应生理功能的异常变化,而且两者之间应当存在着量-效、时-效关系,从生殖、生长、生髓、化血等不同功能之精的属性入手,结合其相应功能异常变化的程度,可以发现功能变化、量值变化、属性变化之间的对应关系,同时与常态指标进行比对,发现其偏离程度,是可以作为疾病辨证、发展的判定指标应用的;三是在疾病治疗过程中,伴随着生长、生殖、生髓、化血等功能的恢复,相应的生长之精、生殖之精、生髓之精、化血之精的量值数据也会发生良性变化,是可以作为疗效判定依据应用的。

二、以气为主体的研究与创新

如前所述,气是构成人体和维持生命活动的基本物质,其存在方式既可融合于血和津液,借助血和津液的运载到达特定部位而发挥气化作用,又可独立于血和津液之外自行弥漫、弥散、升降、出入到达特定部位,发挥气化作用。根据其功能不同,又可分为构造之气、动力之气、温煦之气、防卫之气、固摄之气等多种类型。

在研究和创新中需注重几个方面,一是与精一样,气作为客观物质是可以被观察、分离、分析检测的,而且从气的来源和化生环节可以观察分析气的生成过程正常与否;二是根据其构造、动力、温煦、防御、固摄等不同之气的功能属性,同样是可以分别进行定性和定量分析的,结合正常生命活动情况下气的动态变化,也是可以观测到其常规量值并作为健康指标应用的;三是同样由于人体的生理功能是由不同之气分别产生的,其自身的异常变化同样会伴随着相应生理功能的异常变化,而且两者之间也应当存在着量-效、时-效关系,从构造、动力、温煦、防御、固摄等不同功能之气的属性入手,结合其相应功能异常变化的程度,可以发现功能变化、量值变化、属性变化之间的对应关系,同时与常态指标进行比对,发现其偏离程度,是可以作为疾病辨证、发展的判定指标应用的;四是在疾病治疗过程中,伴随着构造、动力、温煦、防御、固摄等功能的恢复,相应的构造之气、动力之气、温煦之气、防御之气、固摄之气的量值数据也应当会发生良性变化,是可以作为疗效判定依据应用的。

三、以血为主体的研究与创新

相对于精和气而言,血是一种有形存在,其基本形态是直观可见的,而且固定呈现出红色;血是由天地清气、水谷精微、先天精气共同融合化生而成的;

血是"营气"的重要载体,血的生理活动也同时反映着"营气"的生理活动;血又是一种液态物质,水液是其构成要件,因而具有生物流体的基本属性,其运行具有明确的方向性,血脉是血的存在和运行场所,体表血脉是观察血和"营气"生理活动的最佳部位,因而也就有了中医的脉诊;血的主要功能是营养和滋润全身,特别是支持神志活动,"血者,神气也"(《灵枢·营卫生会》)就是此义;血的基本特性是持续有序的流动,这种流动的持续性和有序性发生异常,就会产生瘀血等病理产物,进而导致相应的疾病。

围绕血的研究和创新应当注重几个方面,一是作为一种有形物质,便于直观观察,因而出血的部位、量值、颜色、时间以及凝血、止血的条件,都是可以被直观观察和记录的,更由于其特有的红色是面部色泽形成的基础,围绕面部望诊的研究和创新在一定程度上也是关于血液观察分析的研究和创新;二是通过呼吸、消化、吸收和先天发育情况,可以从原生精气物质和化生环节观察血的生成情况;三是血液分析检测技术可以作为"营气"的分析检测技术,这样,"营气"作为客观物质就可以被观察、分离、分析检测;四是营养和滋润全身分别是血中之气和血中之液各自的功能属性,支持神志活动则主要是血中之气的功能,同样是可以分别进行定性和定量分析的,并且结合其相应生理功能的动态变化,是可以得到其正常形态属性及量值指标的;五是同样由于营养和滋润全身分别是血中之气和血中之液各自的功能属性,支持神志活动则主要是血中之气的功能,这些物质自身的异常变化同样会伴随着相应生理功能的异常变化,而且两者之间也应当存在着量-效、时-效关系,从构造、动力、温煦、防御、固摄等不同功能之气的属性入手,结合其相应功能异常变化的程度,可以发现功能变化、量值变化、属性变化之间的对应关系,同时与常态指标进行比对,发现其偏离程度,是可以作为疾病辨证、发展的判定指标应用的;六是由于血的持续和有序性流动是一种生理性常态,因而检测和分析血液流动的持续性和有序性,就可以作为研究瘀血形成及其程度和导致疾病的有效手段;七是血液作为在固定管腔中作流体运动的液体,生物流体动力学技术是可以作为脉诊的研究和创新方向的。

四、以津液为主体的研究与创新

津液作为一种液体,津是融合于液中的,分别称之为津气和水液,津液原本是人体所有液体的统称,但当脉中之液有了血液这一特定名称之后,这里所说的津液便主要是指人体脉外之津液。津液之中的津，就是融合的水液之中的气，是气的一种特殊的存在方式，其来源同样是天地清气、水谷精微和先天精气，它以水液为载体分布于全身上下相应的气化部位；津液之中的液，是一种直观可见的存在，其来源主要是饮食一个途径，其作用承载运行津气、滋润濡养全身、排泄废弃物等，其运行和输布形式主要是弥散和灌流（血液除外），并且在一定部位相对集中，如唾、涕、涎、泪等，这些液体具有滋润和排泄作用，而更多废弃物的排泄也是以液体的形式实现的，如尿液、汗液等，津液输布的动力，同样是以五脏精气为动力的，除血中津液主要由心主血脉支持之外，其他如脾主为胃行其津液、肺为水之上源主"通调水道"、肾者水脏主津液、肝主疏泄调畅津液等都发挥着重要作用。

围绕津液的研究与创新应当注重几个方面，一是属于津的部分，可以按照精和气的研究思路开展，只是观察分析的标本需要来自体液；二是围绕其滋润濡养和排泄功能的研究，主要应当结合各种功能表现与相应的水液基本属性、运行输布情况和量值变化进行观察分析；三是津液研究的重点应当是五脏精气族群在津液化生和输布方面的作用，具体应当先行梳理五脏精气族群中主要作用于津液化生和输布的具体精气所在，把精、气的研究观察方法与相应的津液化生输布情况对应起来，观察分析五脏精气正常与否对津液化生输布的影响，从而形成津液化生输布异常之类疾病辨证和疗效判定的系统性指标。

第八节　基于有序定向的"经气"物质研究与创新

中医学关于人体的认识，最令人困惑且至今仍然有一定争议的话题非经络莫属。按照一般的解释，所谓"经络"，就是经脉和络脉的总称，其功能是运行气血，在《黄帝内经》中也经常出现"经脉"一词，但在通常情况下，"脉"主要是指血脉，其功能是运行血液，而且在中医领域中，血脉是作为奇恒之腑存在的，提示我们经脉之脉应当不是血脉之脉，这样，经络的实质就成为长期以来学术界一直高度关注的研究课题。

一、经络是不同于神经血管的一种独立存在

前面已经说过经络与血脉的区别，这里不再赘述。不少人认为经络就是神经系统，这些认识有一个共同之处，那就是都承认经络是一种客观存在。

那么,经络是不是神经系统呢? 这个问题很值得探讨。此前较为普遍的研究是沿经络的低电阻也就是经络的传导性研究。美国衣阿华州立大学生物化学与生物物理学系的 A.J.Wheeler 等人曾对 6 只山羊进行了测定,发现其穴位图与中国古代猪、牛、马的穴位图十分相似;有人曾在 50 只正常大鼠后肢和腹部相当于人类胃经部位上,147 次实验中有 129 经次(87.1%)测出了与人类胃经相似的低阻抗线;在其背部相当于人类膀胱经沿线,79 经次实验中有 70 次(88%)测出了与背中线相平行的(膀胱经)低阻抗线。以后又发现,即使在麻醉、失血乃至离体的状态下,家兔的胃经和膀胱经的低阻抗性依然存在。祝总骧等人则在人体的离体肢体上仍然检测到了明显的经络现象。同时,人们发现经络传导远较神经组织的传导慢,且具有普通生物组织所没有的导光性。早在 20 世纪五六十年代,日本学者曾报道过人体在患病时感传出现,病愈后则感传消失,北京李定忠观察 30 多年,发现了 315 例共 423 条与经络循行路线相一致的皮肤病,首次提出了"循经皮肤病"的概念,并发现经穴与循经皮损有密切联系,此外,气功练习可以使经络感传活跃起来,特别是针刺及其不同的手法、强度、温度、附加刺激等,所激发的经络感传现象显著不同。这些现象都是神经系统所不具备的,进而说明经络是独立于神经系统之外的客观存在,只不过由于其运行分布不同程度地与神经系统发生了交叉,因而也会呈现出一定的神经作用现象。

二、经络概念的本原和实质是经气及其运行状态

当我们排除了血管、神经系统之后,经络的本原和实质就是我们必须面对的问题。研究的切入点必须从中医学本来的认识出发,特别是要围绕其已经被发现的生理功能展开。我们知道经络存在的意义主要是运行气血,而运行血液的功能已经有血脉单独承担,我们所说的经络专指运行气的部分,所行之气称之为"经气",我们常说手之三阴从胸走手,手之三阳从手走头,足之三阳从头走足,足之三阴从足走腹,这里所说的"走",绝不是具有固定形体结构的经脉的移动,而且早在《黄帝内经》成书时期,中医学就不得已搁置了关于体内形体结构的观察和研究,这样,有关经络的论述实质上指的就是"经气"。更重要的是,临床上对经络理论应用最为直接、最为紧密、最为广泛的是针灸疗法,判定针刺是否有效的重要指标是"得气",即所谓"刺之要,气至而有效"(《灵枢·九针十二原》),这里强调的是"得气"和"气至",而不是"得经"和"经

至",所言之气正是经气,即经络之气,而不是经络的固定性形体结构,因此,关于经络本原和实质的研究,应当主要围绕经气的存在及其功能属性而展开,那种企图在形体结构层面发现经络的研究方法,从本原上偏离了中医学固有的关注重点,终将是很难实现研究的目标和愿望的。

三、经气是一种有序排列和定向作用的特殊精气

如前所述,经络是一种独立存在,其核心所在是经气,而且在中医学的视野中,十二经脉、奇经八脉以及无穷无尽的络脉和经别等,无论多么错综复杂,都是一种线性存在,我们有理由相信,在搁置了"解剖而视之"之类的器官学研究的条件下,这种线性存在之所以能够被发现并加以描绘记录,只能是通过对针刺过程中的"得气"和"气至"现象的详尽观察而实现的。我们知道,所谓"得气"和"气至",就是针刺反应的传导,这种传导是有一定的方向性,从线性存在到方向性传导,说明经气运动本身具有线性和方向性规律。同时我们发现,在人体遭到损伤或者外科手术过程中,经络的异常充其量是阻滞或不通,从来没有关于经络被切断的记载,手术医生术前谈话也从来不会关注经络被切断这一风险的存在,更重要的是,虽然我们知道经络是在四肢末端实现交汇的,但截肢之后存留的部分,经气的运行依然存在,可见经气的交汇是多层次多途径的。以上这些情况充分说明,中医经络学说关注的焦点不是经络的形体结构而是经气,经气是一种具有特殊功能的精气物质,这种精气物质是呈线性排列有序分布的,其排列和分布是非致密性或松散性的,因而才很少发生断裂现象,相互间的联系和作用,可能是精气物质自身的移动对下游物质发挥作用,也可能是精气物质化生或释放新的精气物质进一步对下游物质发挥作用,这种情况在形式上类似于递质与受体的作用方式,所不同的是,人们并没有关注递质与受体的排列状态,但在经络学说中,经气是一种有序排列,换言之,经络就是经气的有序排列和定向作用。

四、分子生物学技术应当是探索经气的可行手段

我们之前曾经说过,无论是经典中医学还是当代生命科学,研究的目标和关注的物质是相同的,所不同的只是研究的角度和表述的术语的差别,特别是中医学更关注精气物质之间错综复杂的普遍联系和运动变化,但就技术手段

而言,二者是可以互通互用的。当我们确认经络就是特殊的精气物质(经气)的有序排列和定向作用之后,分子生物学技术应当是探索经气的可行手段。

　　分子生物学是从分子水平研究生物大分子的结构与功能,从而阐明生命现象本质的科学,分子生物学主要是研究支持生命活动的超微物质的存在形态、基本属性及其特有功能的学科。由于我们确认经气是特殊的精气物质,同样属于超微状态,因此,采用分子生物学技术观察分析经气的存在及其运动变化应当是可行的,所不同的是经络学说更加关注经气排列的有序性,这一点虽然不是分子生物学目前关注的重点,随着我们研究的深入性和广泛性,就会取得足够的数据,从而可以对其排列的有序性做出考察和判断。

　　在分子生物学体系中,一个重要分支就是生物信息学。生物信息学是研究生物体内信息的采集、处理、存储、传播、分布和解释等方面问题的专门学科,它是随着生命科学和计算机科学的发展,由生命科学和计算机科学相结合而形成的一门新兴学科。分子生物信息学综合利用生物学、计算机科学和信息技术所提供的大量而复杂的生物数据揭示其内在的生物信息规律,其研究的重点目前主要体现在基因组学和蛋白质组学两方面。由于我们已经认识到经络是经气建立在有序排列基础上的定向作用,这种定向作用实质上就是精气物质的信息传递和调控作用,当我们通过分子生物学技术发现并考察精气物质的有序排列之后,生物信息学技术应当是研究和考察精气物质定向作用的可行方法。

第九节　基于体内外环境的致病因素研究与创新

　　气是中医学的核心概念之一,广而言之,气包括正气和邪气,正气就是我们所说的人体精气,而邪气则是能够损伤人体精气和破坏精气之间的相互联系以及扰乱人体精气运动变化的物质,这些物质可以是外来的,如外感六淫,也可以是内生的,如内生五邪、五气化火等,可以是相对单纯的,如湿邪,也可以是共同作用的,如风寒、风湿等,还可以是具有传播特性的,如疫疠之气。同时,精气的损伤也可以是自身化生能力不足或过度消耗造成,这就是我们常说的虚证,而精气之间相互联系的失调失控以及运动变化的紊乱,常常是自身内部秩序的失调失控所造成,即所谓外因是变化的条件,内因是变化的根据,就是这个道理。无论内因还是外因,发生盛衰和紊乱的必然是精气本身,而这些盛衰和紊乱的发生又必然是在特定环境下才可能出现的。由于外感六淫多数情况下属于"常气",我们也称之为六气,只有当其发生超常变化时才会引致疾病,因此,中医学关于疾病的发生,不仅注重正气和邪气本身,更注重导致正气和六气发生超常变化的环境和条件,正如《素问·调经论》所说:"其生于阳者,得之风雨寒暑,其生于阴者,得之饮食居处、阴阳喜怒"。

一、精气化生不足或消耗过度

正常情况下,人体的精气始终处于不断消耗又不断补充的动态平衡中,从而支持着生生不息的生命活动,化生不足或消耗过度,都可以使精气物质的量值减少,相对应的生理活动不能得到正常支持,因而形成疾病。

精气化生不足,可以发生于原物质供应环节,如呼吸困难导致天地清气纳入不足,饮食异常导致水谷精微摄入不足,胎禀不全导致先天精气禀赋不足,都属于化源不足的范畴;也可以发生于精气运化的中间过程,如脾的散精、肺的宣降、肝的疏泄、心的行血、肾的藏精等等,都可以导致精气不能化生;还可以发生在各自利用环节,常常是自身过度亏虚而对后续补充的精气不能有效利用,就是我们常说的"虚不受补"。精气的过度消耗,则与人体的行为状态有关,过度劳累、起居失常、情绪失控、房劳及生育过度等都是导致精气消耗的原因。

人体精气都是有其具体分工的,不同的精气所产生的功能不同,围绕具体的功能异常能够观察到相应的精气物质的变化,从而对其化生不足或消耗过度进行考察和判定,这应当是我们研究和创新的切入点。

需要强调的是,精气化生不足或消耗过度,往往伴随着体内环境的改变,这种环境改变常常表现为与之共生伴生精气的异常变化,也就是相互关系的变化,而精气盛衰与环境变化之间又常常互为因果,因此,研究和创新的思路又回到了精气这个本质层面上来,围绕功能观察相应的精气、围绕一种精气观察关联性精气并且对其消长变化进行分析研判,就是研究和创新的基本路径。

二、六气超常变化而成"六淫"

风、寒、暑、湿、燥、火原本是自然界的六种常态之气,其正常活动原本对人体生命活动并无伤害,但是当其明显超越了人体适应能力之时,就成为致病因素,也就是"六淫"。

　　所谓"六气"，本是六种气象气候条件，而不完全是单一的致病物质，因为自然界能够引发疾病的因素错综复杂，绝不仅仅是六种。因此，一方面，超常的六气分别作为具体的异常气候状态，是在这一异常气候状态下容易导致疾病的所有致病因素的统称，这种气候异常可以适逢其时的过度，如夏季过热、冬季过寒等，又可以是非其时的反作，如夏季偏寒、冬季偏热等等；另一方面，六淫又往往是致病因素的载体，能够把相应的致病因素带入体内，典籍中常常见到的风邪客于表、寒邪客于内的"客"字，就是能够把致病因素带入体内的意思。此外，外来致病因素中还有一种特殊的类型，这就是"疫疠之气"，所导致的疾病类型就是"温病"或"瘟疫"，同样，"疫疠之气"也不是单一的，而是多种具有"皆相染矣"特征致病因素的统称，同样是在逢其时过度或非其时反作等异常环境条件下引致疾病。可见，中医学在研究六淫致病时，并不单纯把单一或具体的致病因素作为重点，而是把研究的重点放在了这些致病因素之所以引发疾病的环境条件方面来，这些环境条件是可以进行定性定量分析的，因此，观察分析这些环境条件的异常变化就成为研究和创新的切入点。

　　六淫致病不仅需要特定的外部环境条件，更需要相应的体内环境条件，即使是疫疠之气发作之际，也仅仅是易感人群容易患病，但并不是所有人都必然会患病的，可见体内环境在其中具有重要作用，构成这一体内环境的要素是体内精气及其相互联系等，能否发病取决于体外环境要素和体内环境要素之间的关系正常与否，或者主要是体外环境的剧变是否超越了体内环境要素的适应范围，因此，围绕体内外环境要素及其相互关系进行观察分析，据此判定不同人体或人群的体内环境要素对体外环境剧变的适应阈值，就是研究和创新的切入点所在。

三、精气及其联系的失调与脱节

　　我们知道，人体内部存在着一个巨大而复杂的精气物质系统，这些精气物质每时每刻都在进行着复杂的气化运动，这种气化运动不仅在单一个体精气内部自主发生，而且主要是所有关联性精气之间同步协调运动，正是这样才构成了复杂的人体，才能支持和维护复杂的生命活动。从人体精气物质谱系分析，包括精气一元层级、阴阳二气层级、三大来源层级、四大类别层级、四大形态层级、五脏族群层级、存在方式层级、多元功能层级、无限可分层级等，同时，我们在得到这个精气物质谱的基础上，进一步分析了精气运行分布路线图，这就是以五脏精气为焦点,形成了五脏精气与六腑、五脏精气与奇恒之腑、五脏精气与特定形体部位、五脏精气与九窍、五脏精气与外华部位等交互相汇的网状体系,通过精气物质谱和精气运行图形成了精气之间的普遍联系,产生着错综复杂的生命活动,任何一种精气物质自身的量值不足或活性衰弱、任何一组精气之间相互联系的失调与脱节,都属于精气及其运动变化的异常,就可以引起疾病,其中,精气的量值不足或活性衰弱所导致的疾病就是我们所说的虚证,精气之间关系的失调与脱节所导致的疾病就是常见的气机失调之证,包括气郁、气滞、气逆以及由此引发的瘀血、痰饮、食积、湿阻、水肿等证。因此,研究和创新的切入点就是围绕各种虚损表现和气郁、气滞、气逆、瘀血、痰饮、食积、湿阻、水肿等异常变化,对相应的精气物质及其关联性异常变化进行观察分析,从而对客观的发病机制和规律做出分析判断。

除此之外,精气的量值不足、活性衰弱、相互关系的失调与脱节,不仅自身能够直接导致疾病,而且还是六淫致病的重要条件,因此,观察分析体内精气对体外环境剧变的适应性,依然是研究创新的切入点所在。

第四章 本原·推动永续发展的灵魂

第一节 基于人脸识别技术的望诊研究与创新

中医学望诊方法中,望面和望舌是重要内容,其中面部望诊包括面部神色中的色泽、神态、神情、面形、面容等,望舌又包括望舌质和望舌苔,而舌质望诊的要素主要有舌神、舌色、舌形、舌态等;舌苔望诊的要素主要有苔质、苔色等。面部和舌质舌苔各要素的表现及其变化,代表了不同体内物质的内在变化和疾病发生发展的不同性质、程度和阶段,中医学正是把这些要素的表现及其变化与其相应的内在机制联系起来,从而对健康状况以及疾病发生发展的不同性质、程度和阶段做出综合性分析研判,这就是基于望诊的辨证路径。

受到每个人观察的角度、经验、环境等因素的影响和限制,更由于个人感觉本身所具有的偏差,建立在自然直观观察基础上的望诊结果不同程度存在着主观性和不确定性,为了增强其客观性和准确性,利用当前比较成熟的人脸识别技术对传统望诊技术进行升级创新是比较可行的。

人脸识别技术属于生物特征识别技术的一个重要类别,它是基于人的脸部特征,对扫描输入的人脸图像或者视频流进行分析判断的新兴技术,主要观察和判断人体脸部的位置、大小和各个主要面部器官的位置形态等信息,并依据这些信息,提取每个人脸中所蕴含的特征,进一步将其与已知的人脸进行自动化比对,从而对每个人脸与其固有身份做出归属性判定。目前通用的人脸识别技术主要包括人脸图像采集、人脸定位、人脸识别预处理、身份确认以及身份查找等。可见,所谓人脸识别技术,实质上就是利用计算机信息技术和数据分析技术对传统目测方法的改进与提升,而中医学的望诊正是目视观察和人脑分析相结合的方法,二者在基本原理上是相通的。由于人脸识别技术在技术层面已经相对成熟,我们所需要做的工作主要有三个方面,一是通过程序设计与编辑,把中医望诊所必需的要素纳入进来,包括面部神色望诊中的色泽、神态、神情、面形、面容等,舌质望诊中的要素主要有舌神、舌色、舌形、舌态等,舌苔望诊中的苔质、苔色等。在这些要素中,有关长度、厚度、宽度、高度、亮度、密度、温度、湿度等指标,都是可以利用信息技术进行测量、测定、测算之类的分析判断的,其他诸如外形、动作、程度、力度、幅度、速度、敏锐度等指标,虽然有些不能精确量化,但通过三维成像等技术同样可以进行精确观察、比对和分析。即使比较多变的眼神变化也是如此。由于我们所说的眼神,实际上主要是眼肌和瞳孔、结膜、虹膜等外在表现,生物特征识别系统中目前比较成熟的是虹膜识别技术,既然虹膜可以实现自动识别,那么瞳孔、结膜等同样应当是可以实现的。所不同的只是各自应用领域的目的不同,目前通用的人脸识别技术,主要用于安保领域,技术关键是解决生物特征与个体身份的唯一性对应关系,而中医望诊的技术关键是解决生物指标及其变化与健康状况和病症之间的关联性对应关系,这样,只要在程序的设计和编辑中把这些指标作为输入要素即可。二是既然望诊的技术关键是解决生物指标及其变化与健康状况和病症之间的关联性对应关系,在程序中需要增加围绕这些关联性对应关系进行分析判断的功能。三是望诊仅仅是中医四诊的一个方面,因此,其数据分析需要与四诊的其他数据进行综合集成。

此外,围绕人体的形体识别、手势识别等信息技术也已发展成熟并已投入应用,而形体和动作同样是中医望诊的重要内容,这些信息技术同样可以吸收借鉴。同时,核磁共振技术、计算机断层扫描技术、超声波技术、内窥镜成像技术等,都可以视为目测方法的延伸,如何通过赋予其中医学望诊的要素而实现提升创新,也是值得探讨和研究的可行途径。

第二节　基于气味与声音识别技术的闻诊研究与创新

中医学闻诊方法包括听声音和辨气味两个方面。听声音主要是辨别语音,语音虽然主要是咽喉部气流运动所发出的嗓音在胸腔、口腔、鼻腔、脑腔的共同作用下的表现形式,但在中医学的视野中,声音的产生及其变化,同样是体内精气物质作用的结果,如肺之精气物质对呼吸的支持和调控、心之精气物质对舌体运动的支持和调控、脾之精气物质对体内精气化生的支持和调控、肝之精气物质对体内气机舒畅的支持和调控、肾之精气物质对天地清气下纳的支持和调控等,可见,语音的产生和变化同样是五脏精气综合作用的结果,对其异常情况的分析判定,是中医四诊的重要手段。由于人体声音特别是语音经常是与语言活动的表现,声音的正常与否,常常会通过言语表达的正常与否表现出来。

因此,对于语音的闻诊,不仅要观察语音的高低、强弱、清浊、缓急等要素,而且要观察其言语的自然性、顺畅性、流利性、清晰性等情况,不仅要观察包括微弱、断续、急促、重浊、嘶哑、呻吟、惊呼等属于声音范围的异常状态,而且要观察包括谵语、郑声、错语、妄言、謇涩等属于语言范围的异常状态,进而对相应的病机变化做出分析判断。除语音外,围绕声音的闻诊还包括呼吸声、咳嗽声、呕吐声、呃逆声、嗳气声、喷嚏声等正常或疾病状态下所发出的声音,进而对健康状况和疾病情况做出分析判断。闻诊的另一个方面是辨气味,除常见的呼吸气味和体味(汗味)之外,还包括特殊物体如痰液、涕液、呕吐物、排泄物等所呈现出的气味,通过这些气味的观察,对疾病变化进行分析研判。

在现代信息技术领域内,声音识别技术是一个独立分支。所谓声音识别技术,是基于不同人体生理学和语言行为特征,采用数据技术对说话者嗓音和语言学模式进行分析判断的专门技术,识别的内容包括发音的频率、共鸣方式特征(胸腔、鼻腔与口腔等)、嗓音纯度特征(明亮与沙哑)、平均音高特征(高亢与低沉)、音域特征(饱满与干瘪)等声纹图谱要素。与之相匹配的还有语言识别技术,包括单呼言语识别、连呼言语识别、专人言语识别、通用言语识别等技术。另外,早在20世纪70年代,人们就研发出了可用于探测人体气味的传感器,可以探测到人体气味中微小的变化要素。而在气味识别技术领域,比较成熟的是"电子警犬"技术,其基本原理是利用紫外线对不同气味物质的消耗程度不同,根据紫外线减少的量值判断气味释放的物质、气味属性和浓度。最新一代的"电子警犬"在某些方面甚至比狗的鼻子还要灵敏1 000倍,而且,更加智能化的"电子警犬"也在陆续开发成功并投入应用。

无论是望诊的人脸识别技术,还是闻诊的声音识别技术和气味识别技术,由于现有的技术主要是用于公安系统对嫌疑对象的身份识别或痕迹物证性质的确认,当用于临床四诊时,首先要解决的关键问题是围绕反映健康水平的指标要素和不同病证的表现要素建立相应的数据库,从而才能实现数据库与具体患者临床数据的自动化分析判断,从而避免自然感官的人为干扰和主观因素,提高望诊和闻诊的精准化和效率。

第三节　基于数据挖掘技术的问诊研究与创新

无论是中医还是西医,问诊都是了解病情的重要途径。问诊的过程包括病情询问、病史采集、病程记录、病历书写等一系列复杂的流程,其严谨性、周密性、可靠性与每个医生个体素质及经验有关,具有一定的主观性和不确定性,在一定程度上存在着漏问、漏记并告知误判的现象,同时,随着公众对中医诊疗的认同度和依从度越来越高,就诊和健康咨询的人群越来越多,这一流程往往会使医生投入大量的时间和精力,越是技术水平高、业界名气大的医生越是这样,这就需要相应的自动化技术辅助医生在辨证之前完成问诊和记录流程,也就是所谓的"机器人问诊",这样就必然要求先行建立庞大的数据库才能实现。而建立数据库的数据源,主要来自历朝历代医学家对疾病表现规律的提炼和各种相关数据的积累,但受到传统文献表达习惯的影响,这些提炼和积累多数以个案和医话、医论的形式存在,并没有形成现代意义上的数据库,因此,围绕对历代医案、医话、医论中有关问诊的内容进行系统性全要素总结整理,是数据库建立过程中首先应当解决的问题,当此之时,数据挖掘技术就尤为必要。优选并应用数据挖掘技术,对《伤寒论》以降历代名医散在于各自的医著、医案、医论、医话中的问诊资料与数据进行处理,形成数据库,设计编辑相应的内存程序,并与"对话机器人"技术结合从而实现"机器人问诊",使询问、输入、记录、分析、显示(语言、文字、图像)等流程一体化完成,一定能够极大地提高问诊的准确性、完整性、可靠性和时效性。

第四节　基于生物流体动力学技术的脉诊研究与创新

脉诊是中医学的特有方法和优势技术,在一定程度上又可以说是中医学的标志性和品牌性技术,最常见的寸口脉诊法,观察脉象主要包括深浅、次数、节律、粗细、长短、力量、张力、流利度等技术要素,同时,脉象集中反映着原动力(心之大主)、奇恒之腑(血脉自身的精气物质属性和运动状态)、血流的流量、流速、流态及其精气内在物质属性和运动状态。除心主血脉之外,肺朝百脉、脾主运化和统血、肝主疏泄和藏血、肾精化血等,五脏精气阴阳均在气血运行和脉象形成过程中各自发挥着重要作用,而脉象的正常与否同时也反映着五脏精气阴阳及其运动变化规律的正常与否,借鉴吸收现代生物流体动力学技术是中医学脉诊技术研究和创新的可行途径。

　　生物流体动力学是生物学、医学、生理学、生物工程、生物医学工程等学科充分综合与交叉、并与临床医学深度融合而发展起来的,属于生物力学体系中的重要分支学科,在现代生命科学特别是现代医学领域中,生物流体动力学主要研究动物和人体内循环、呼吸等多个系统的生理状态下各种液体的流体力学问题。其中,力学研究方向侧重于生物心血管系统、消化呼吸系统、泌尿系统、内分泌等领域中主要与水流动力学、空气动力学、边界层理论和流变学有关的力学问题。其目的是利用力学的理论和方法来解释和分析生物体所呈现的各类生理现象,阐明血液流动的基本规律及不同疾病对血液流动的可能影响。

　　人体新陈代谢中的物质交换和内部运输过程主要通过流体运动的形式,因此,目前最为活跃的是围绕循环系统的流体力学研究,同时,人体的呼吸运动不仅依靠呼吸系统来完成,而且需要血液循环系统完成血氧运输、组织换气、二氧化碳运出等生理功能,而且肝脏代谢产生的所有营养物质全部通过血液运送到全身,因此,以循环系统为主体的生物流体动力学同时也反映着呼吸系统和消化系统的生理功能。

　　无论任何先进技术在中医学中应用时,都必须是高度模拟和再现中医学自有的原理和方法。中医学的脉诊是无创伤性检测,生物流体动力学的应用必然会借助到传感器技术。传感器可完成信息的传输、处理、存储、显示、记录、控制等多重要求,具有微型化、数字化、智能化等多种特性和优势。与流体动力学技术和传感器技术相结合,并将中医脉诊中的深浅、次数、节律、粗细、长短、力量、张力、流利度等技术要素编辑程序,对常脉、病脉及其与相应病证的关系等进行定性定量设计,即可实现传统脉诊的升级创新。

　　当然,脉象及其变化说到底是精气物质的变化,当我们通过五脏精气族群所产生的生理活动及其异常变化,对体内精气物质相应的变化进行分析检测,即可成为研究观察的系列化指标,目前,有关光谱、色谱、质谱以及相互联用的技术日新月异,因此在应用生物流体动力学和传感器技术研究创新脉诊技术的同时,与精气物质分析检测技术结合起来,也是研究创新的可行途径。

第五节　基于大数据技术的辨证分析研究与创新

　　当我们通过人脸识别技术、气味和声音识别技术、新型数据挖掘技术和生物流体动力学技术等先进技术,分别对经典中医学望、闻、问、切四诊方法升级改造之后,接下来要面对的就是辨证论治环节,在这里,我们主要围绕辨证分析过程研究和创新的可行性进行讨论。

与四诊相比较,辨证是更具有中医学特点和优势的标志性品牌性概念,按照现行主流教科书的说法,所谓"辨证"就是对四诊收集到的所有病情资料(数据)进行分析、归纳、判断,进而做出以证候名称为诊断结论的综合性系统化思维过程,在这一过程中,证候是中医学特有的一个关键性词汇,一般的构成要件常常会包括病情累及的精气族群、疾病性质和发病机制等,同时也是对各种临床表现的统领性概括,在没有进行辨证之前,这些临床表现可能是散的,不关联的,经过辨证之后就成为证候群,常常按照不同精气族群的运行、分布、功能及不同病邪与相应精气族群的趋向性及亲和性形成规律性组合,如肝胆湿热证,病情所累及的是肝之精气族群,随表里关系涉及胆,病机是湿热阻滞,其表现的规律性组合主要有胁肋胀痛灼热、厌食腹胀、口苦身黄、舌红苔黄腻、脉弦数等。需要指出的是,中医学之所以做出这样的分析和判定,并不是凭空而生的,而是根据五脏精气族群与全身不同部位的统合隶属关系以及不同病邪的作用倾向而决定的,更是历代医家对无穷多的疾病表现及其规律提炼总结而形成的,只不过作为农耕文明和手工业文明的产物,这种提炼总结过程尚未形成数理统计之类的公式或方程,同时全部由人脑实现而尚未借助其他工具或技术手段,是由感官和人脑共同进行的原始性数据处理,有鉴于此,运用先进的大数据对其进行研究和创新就成为可能。

目前,大数据技术已经开始循证医学中得到应用,其原理就是对过去的数据进行研究,发现相同情况下的诊断结果和治疗方法,其优势就是准确性高、速度快、可广泛推广普及。但是中医学辨证论治的核心,是高度关注发病人群的个体差异,高度关注疾病进展的时段差异,高度关注同一疾病的程度差异,高度关注同一病因在不同发病个体条件影响下的表现差异,其做出的结论性判定具有高度的个性化特征,因此我们在建立关于中医学辨证分析的数据库时,依然应当把既往已知的因果关系、症状组合规律等要素,作为关键性数据要素纳入进来,只有建立在这一优势和特点基础上的大数据技术,才是适合于中医学辨证分析可有效应用的大数据技术。

第六节 基于云计算技术的理法方药研究与创新

中医学的核心技术是辨证论治,其中,"辨"仅仅是对疾病的分析判定,只有"治"才是对疾病的主动干预和调控,是疾病诊疗的最后一个重要环节,主要体现在理法方药四个方面。这里的"理"除包括之前讨论的发病机理之外,还包括治法原理、组方原理、用药原理等内容。

治法是针对某一具体病证的治疗方法,常常根据疾病的虚实缓急而制定,有时针对主要病因病机,如清热泻火、疏肝健脾等,有时针对疾病的主要症状,如润肠通便、消肿止痛等,有时针对同时出现的多种病因病机,如疏风散寒、行气化瘀等,有些情况下,疾病的发生发展和临床表现错综复杂,需要多种治法同时使用,如行气活血加消肿止痛、滋补肝肾加养血明目等。总之,疾病的复杂程度决定了治法的多种多样。

组方是联合用药的最主要方式,中医学从《黄帝内经》开始,就始终重视联合用药,经历千年创立了无数的经典名方,更重要的是,形成了七情配伍和君臣佐使等丰富的配伍理论。此外,中医学还对组方之后所选取的剂型及给药途径和方法具有复杂的要求。

药物是中医学治疗疾病的主要方法,也是联合用药的主要物质,其在联合用药中的作用,取决于自身所具有的基本药性,包括四气(寒热温凉)、五味(酸苦甘辛咸)、作用趋势(升降浮沉)等主要属性。此外,为了增强有效性、保障安全性、提高方向性,中医学还创立了针对不同药物的加工炮制、先煎后下、文火武火、单煎包煎、另煎烊化等一系列炮制和煎药方法。

与四诊和辨证方法一样,中医学的理法方药技术同样受到医生个体素质和经验的影响和限制,具有一定的人为主观性和不确定性,更不利于开展远程医疗。鉴于其在基本原理和模式上与云计算技术有一定的相似性,积极探索云计算技术在理法方药过程中的应用具有一定的积极意义。

云计算是分布式计算的一种,是先将巨大的数据计算处理程序分解成无数个小程序,然后通过多部服务器组成的系统进行处理和分析,得到分析结果之后反馈给用户,是大数据技术与互联网技术相结合的产物,云计算技术常常是远距离多点位布局和链接,其流程同样是依托于数据库和相应的软件程序,将实时采集的数据传输到中心服务器,由中心服务器或计算机集群进行高速高效的分析处理,将结果传回到用户端。可见,云计算的特点是远距离多点位布局形成云网络或云路径,优势是同步作业、结果共享,核心同样是专门化数据库的建立和相应软件程序的设计开发。只要我们将历代医家有关望闻问切、辨证分析、理法方药所形成的海量数据采集建立数据库,按照辨证论治原理和要素设计开发软件程序,就能有效利用现有的云计算技术平台,实现多数人同时进行云端望闻问切、云端辨证分析、云端理法方药,不仅能够提高理法方药的精准性和可靠性,而且能够使远距离集群化诊疗成为可能。

第五章 创新·开启伟大复兴的征程

第一节 基于体表标志间距比例的选穴行针技术研究与创新

　　针灸是中医学治疗疾病的主要方法,而经络和穴位理论是针灸治病的主要依据。在现有的针灸学理论体系中,当不在疾病状态下或不采取针刺等特定刺激方法时,我们很难感知经络现象的存在,临床上穴位的定位、进针的向度、速度和深度以及行针运针的力度、强度等,都与医生本人的个体素质和经验密切相关,存在着不可控制的人为主观性和不确定性,"得气"与"气至"等效果的判定,也主要依靠医生操作的成熟度和患者的感觉,很难做到精准化和定量化,这一点是针灸学领域研究和创新所面对的主要难题。

　　目前,临床上应用比较多的取穴方法,主要是同身寸取穴法和体表标志取穴法两种,所谓同身寸就是以施术者或患者的手指的固有量值作为测量患者身体部位的依据,与某一体表标志或前一个穴位的距离确定所选穴位的定位,如拇指指间关节的宽度为 1 寸;又如中指屈曲时中指中节两横纹末梢之间为1 寸;四指并拢时以中指近节指间关节平面的宽度约为 3 寸等。这种方法的最大缺陷是,由于人体之间个体差异很大,无论哪个手指的量值都不尽相同,很难做到对穴位的精确定位。自然标志取穴法实际上也包括常说的骨度取穴法,都是以身体某个或两个特定标志之间的距离为依据,或者在两个标志的中点取穴,如两眉之间取印堂、两乳头之间取膻中等,或者对某两点间(以骨骼标志为多)的距离规定量值等。

　　我们知道,无论任何个体的高矮胖瘦,其体表标志总是存在的,以此为依据取穴是合理的(如两点正中取穴等),只是无论形体大小,体表标志间的距离都规定同一个尺寸显然是不合理的。经过仔细分析,我们认为,之所以取两个体表标志,主要是为了确定分布的方向,与穴位的距离无关,如果将现行的按标志规定尺寸的方法修改为按标志间距的比例取穴,问题就可以解决,因为无论其个体间的差异有多大,某一穴位与特定体表标志距离的比例关系总是不变的,是恒定的。当穴位的固有部位确定之后,接下来只是需要解决医生的主观性问题了,这方面借助计算机辅助技术是可以实现的。

现行的进针方法,主要包括单手进针法、双手进针法(指切进针法、夹持进针法、提捏进针法、舒张进针法等)、管针进针法等。无论哪种方法都是在确定穴位也就是进针点之后,在不同的向度、深度、速度、力度、强度规范下进行操作的,这些维度及其量值同样在不同医生之间存在着很大的差异,有时甚至是一个医生一个样,同样需要借助计算机辅助技术得以解决。

计算机辅助技术包括计算机辅助设计、计算机辅助制造和操作、计算机辅助教学等多个领域。之所以称为辅助,主要是强调了人的主导作用,使计算机和使用者之间构成了一个密切交互的人机系统。此外,计算机辅助技术是高度开放并能引入到更多的领域的,例如计算机辅助工艺规划、计算机辅助测试、计算机辅助质量控制等。设想,如果一个计算机辅助设备或装置,其基本软件程序囊括了针灸所需要的人体体表标志的精确定位、特定穴位与这些体表标志间距的准确比例和准确定位、特定病证所需的穴位组合处方、特定病证对这些组合处方中具体穴位的进针向度、深度、速度、力度、强度等量值规定,进一步赋予其持针、进针、行针、出针等方面的操作能力和灵巧性,进而实现微型装置自动确定体表标志、自动测量间距比例及方向、自动确定进针行针的向度、深度、速度、力度、强度并自动实施操作,一定能够大大提高针灸操作的规范化标准化水平和工作效率。

第二节　基于标准化技术的疗效判定研究与创新

关于中医的疗效判定问题,一直是个存在争议且未能得到根本解决的问题,在中国科协发布的 2019 年 20 个重大科学问题和工程技术难题中,"中医药临床疗效评价创新方法与技术"位列其中。实践中有不少人认为中医的疗效主要依据医生和患者的主观感觉,缺乏客观性,难以得到认可,而另外却有不少人认为中医具有自身的理论和临床依据,不应当按照西医学判定疗效的思路和方法套搬于中医,见仁见智,不一而足。

问题的焦点并不在于疗效判定环节,而是疾病诊断环节出了问题。我们知道,目前公开颁布实施的各级各类疾病诊断标准,都是以现代医学所确认的病种名称为主体的,其所用的检查诊断指标都是围绕这一病种名称而建立的,中医学在这一过程中的参与度和贡献度极低,或者可以说毫无瓜葛、毫无关联,而所谓的"疗效判定",实质上观察的主要是检查诊断指标的好转、改善程度,既然中医学对围绕现代医学所确认的病种名称及其一系列检查诊断指标毫无关联,那么,在疗效判定方面存在争议就不足为奇了。看来,问题还是在诊断标准方面。那么,中医学长期采用司外揣内、取象比类等方法进行辨证论治,是不是就一定意味着中医学不能比照现代生命科学的思路、建立符合现代科学标准规则的辨证论治标准并进一步建立相应的疗效判定标准呢? 这就有必要讨论一下标准化及其与中医学辨证论治有关指标要素的关联度了。

所谓标准化,就是在经济、技术、科学和管理等社会实践中,对重复性的事物和概念,通过制订、发布和实施系统性控制指标以达到统一的方法,从而获得判定结果和最佳秩序。

对于临床诊断标准和疗效判定标准而言,其实现代医学和中医学都含有丰富的描述性技术指标的内容,无论其获取信息的途径和手段有多大的差异,其基本属性是一样的,都是由患者或医生的主观感觉而体现出来的,也都是可以通过加权赋值方法得以分级量化的,这一点有些类似于体育竞赛中的跳水比赛,虽然不是直接测量的结果,但并不影响其客观性和可靠性,这样,既然现代医学中的描述性指标可以作为临床诊断标准和疗效判定标准加以应用,中医学中的描述性指标进入临床诊断标准和疗效判定标准同样也应当是不存在任何问题的。

剩下的关键问题就是测量性指标的问题,也就是辨证论治能不能定量化的问题。我们在之前曾经反复强调过,在经典中医理论的视野中,有几个"一定"是无论如何必须坚持的,也就是说,中医学所说的"精气"一定指的是生命物质,中医学所说的"阴阳"一定指的是生命物质的两种属性或具有不同属性的两类精气物质及其关系,中医学所说的"五脏"一定指的是人体上下内外的五大精气族群,而且这五大精气族群一定是按照统合隶属规律分布到各个部位的,五大精气族群一定是由不同层级的精气物质或精气物质的组合而构成的,按照不同部位功能表现及其异常变化一定能观察或检测到相应精气物质或精气物质组合之间的关联性变化的,这种关联性变化一定是存在着特定的因果关系的,相互之间一定是能够作为有效指标进行结果判定的。我们所要解决的研究与创新的关键所在,其实就是在着力发现和归纳五脏精气族群层级分布的客观形态的基础上,对不同层级的精气物质进行判别并加以命名,注重观察发现特定精气物质与相应功能表现(生理)及其异常变化(病理)之间的因果关系,紧紧锁定其中的关键性指标,并将其纳入临床辨证论治的系统性指标体系,进而得出辨证结果和论治结果,其中,辨证所需的系统性指标体系就是临床诊断标准,论治所需的系统性指标体系就是疗效判定标准。

需要说明的是,现代医学的标准体系相对重视单一指标的变化在临床诊断标准和疗效判定标准中的重要意义,中医学则更加注重系统性指标之间的关联性作用,这是由中医学固有的注重事物普遍联系和运动变化规律的所谓整体观念所决定的,如果能够将这一特点和优势纳入现代医学标准体系的建设过程中,或许可能是中医学对当代生命科学的又一个重大贡献。

第三节 基于疾病谱系变化的新药创制研究与创新

从《黄帝内经》和《神农本草经》开始,中医学的发展历史实际上也是中药学不断发展不断创新的历史。从单味药材的发现到联合用药的产生,从药性理论的发展到配伍理论的创新,从综合目标用药到归经引经用药,从汤液醪醴的模式到丸散膏丹的升级,从口服给药为主到多种用药途径,从感受外邪到内伤杂病再到瘟疫致病,中医学始终重视中药新药的研制和创新,并且形成了自身独特的创制途径和规律,一是始终坚持医学与药学的协同发展,新药创制始终服从临床需求;二是始终坚持以辨证论治为先导,高度重视药物对病证的针对性;三是始终坚持开放共享的原则,自觉吸收不同时代包括食品科学、炼丹化学等不同学科的先进技术,着力提高药物的有效性和安全性;四是始终坚持与时俱进的理念,民国时期多种中药有效成分的发现、抗战时期八路军研制成功柴胡注射液乃至屠呦呦青蒿素的研制成功,都是这方面的杰出典范。

当前,我国的新药审批审评制度日趋完善,为中药新药的创制提供了新的制度环境和政策依据,同时中药新药研制作为我国特有的一个科技创新领域,越来越引起世界卫生组织、发达经济体以及全世界各国药学界的高度关注和期待。首先,中医药数千年不断提升的临床疗效,客观上决定了中药新药研制创新对当前及未来人类健康的重大意义及其在医药科学发展领域的巨大空间;其次,现代医学由于各种各样的原因所面临的发展难题和困境,客观上增加了医学药学领域从经典中医学中寻找答案以及对更多高效安全中药新药的需求和期望;再次,经典中医学与当代生命科学在一定范围内的相向而行以及日益发达的制药给药技术的成熟,客观上为中药新药的研制和传统中药的创新升级提供了强大的技术支持,我们有理由相信,中药新药的研制创新作为中医药可持续发展的指标性领域,即将或已经开启一个全新的历史阶段。中药新药的研制创新必须坚持如下原则：

一、中药新药研制必须突出中医学的主体地位，在辨证论治的原则基础上开展研制

无论在哪个国家，新药创制都必须要经过严格的审评审批之后才能获准上市，要求提供非常完备的审评注册资料，而这些资料中，又要求必须包括完整的原辅材料技术数据、工艺控制技术数据、药理药效技术数据、人体安全技术数据、临床试验技术数据、产品标准技术数据等一系列庞杂的技术数据，是一个周期长、投入高、风险大、审批难的一项浩大工程，研制失败的典型事例占比甚高，屡见不鲜，这些还仅仅是所有药品研发的普遍情况。对于中药新药这个特殊类别来说，存在的困难就更多了。第一，现有的审评审批技术要求，是以现代医学和化学药品的通用规则为主导而制定的，所有的技术数据都来自现代医学对疾病发生发展的判定标准、疾病病因的控制标准、器质性病变的逆转标准、病理标志物的检测标准等指标而确定的，这些指标的建立，基本不会过多考虑中医理论的特点，基本不是来自中医临床实践，基本不是在辨证论治的主导下采集数据，基本不能准确反映中医药的本质属性和真实疗效，这些情况在很大程度上加重了中药新药注册审批的困难，使中药新药研制的冷清状态与全国上下大众创新、万众创业的繁荣景象之间形成了明显反差。其次，众所周知中医学是以辨证论治为核心理论和关键技术的，辨证论治过程中的所有技术指标和参数理所应当的成为中药新药审评审批的技术依据，因此，我们强调中药新药研制必须突出中医学的主体地位、必须在辨证论治的原则基础上开展研制，不能仅仅停留于政策呼吁层面，而是要做大量的技术对接工作，这些对接工作不可能由其他学科替代，只能由中医学自行担当、自主完成，一定要认识到，现代医学的临床诊断、疗效判定、新药注册技术体系中，描述性指标同样占据重要地位，近些年来兴起的循证医学更是如此，所不同的只是结果判定所采用的名词术语和针对目标不同，但这一点并不影响指标和结果的客观性、真实性和可靠性，当我们通过大量的工作确证辨证论治所依据的描述性指标与循证医学所依据的描述性指标具有同等客观性、真实性和可靠性之时，我们就有可能把辨证论治判定结果与现代医学的病名诊断放在同等地位，并且使中药新药研制突出中医学的主体地位、并且在辨证论治的原则基础上开展研制成为可能。

二、中药新药研制必须坚持公众健康的中心地位，以疾病谱改变为导向开展研制 ·······

当我们经常会面对一些人对中医学的科学性无端地质疑之时，同时也会发现另外一个有趣的现象，这就是原来现代医学也不是万能的，也会遇到不容回避的困难，一方面受到科学技术阶段性发展水平的制约，医学科学不可能在某一时间段内对所有的生命科学问题及其规律做到完全明白和全部掌握，另一方面，人类乃至整个生物界的疾病谱总是在不停发生变化的，这一点又是不以人的意志为转移的。新中国成立以来，我国有效控制了霍乱、鼠疫、天花、回归热、斑疹伤寒、黑热病等严重影响危害人民健康的烈性传染病，特别是在1961年消灭了天花，比全世界消灭天花提前了十多年。同时，通过全民计划免疫，有效控制了诸如脊髓灰质炎、白喉、百日咳和麻疹等传染病。从此，慢性非传染性疾病开始取代传染性、感染性疾病成为主要死亡原因。目前人们所要面对的新的健康问题是，生产生活方式和情形的快速变化成为新的致病因素，诸如人口迁移加大了区域性人口拥挤、就业竞争加大了工作生活压力，相关疾病的发病率随之增加；工业化和生态系统破坏引起的环境污染加重，环境危害带来的健康问题日益突出；不良生活方式如吸烟、过量饮酒、饮食结构变化对人体健康影响越来越明显，超重与肥胖正成为影响我国公众健康的新的问题。另外，新型传染病不断出现，如2003年的非典以及之后相继出现的多种类型的禽流感、登革热乃至原发于国外的艾滋病、中东呼吸综合征、寨卡、埃博拉等新型传染病也在威胁着我国人民的健康，乙型肝炎的高发和结核病的再度播散重新成为重要健康问题，特别是由于抗生素的滥用所造成的超级细菌问题，也是造成健康威胁的一大因素。面对新型疾病谱，不管中医学的理论中是否有系统的表述，是否有成熟的技术，中药新药的研制都应当将其作为重点。一定要勇于面对，全力攻关，主动作为，力争突破，这一点既是公众健康的迫切需求，也是现代医学的高度期待，中医学自当不能缺席。

三、中药新药研制必须强化优势病证的优先地位，按照有所为有所不为的原则开展研制 ·······

与现代医学总是处于不同的发展阶段和发展水平因而不会是万能科学一

样,中医学作为植根于农耕文明和手工业文明基础上的经典生命科学,也从来就不是无所不包、无所不知、无所不能的,客观地说,在严重创伤急救、高度占位病变、急性重症感染、特异性疫苗预防等方面,中医学相对于现代医学并不具有优势。因此,如果说围绕新型疾病谱开展中药新药研制,主要是源于现代医学面临困难且公众健康迫切需求的原因的话,我们更应当要开展的工作是,按照有所为有所不为的原则,结合现代医学尚无确切对策的新型疾病谱,紧紧围绕历代医家的专长和近现代中医临床实践中的可靠经验,系统梳理并准确认定中医学确有优势的病证类型,并且客观针对中药在消化、吸收、代谢、分布过程中周期较长、起效较慢等问题,以增强疗效保障安全为目标,紧紧锁定优势病证、准确判定病因病机、科学建立辨证指标、合理设计理法方药、系统优化工艺路线、择优选定规格剂型,全力开展研究创新。

第一,优势病证是研发的主导。一般来说,中医学具有临床优势的病证,多数是与疾病谱变化和科技水平的阶段性局限所导致的现代医学领域的疑难疾病相重合的,且多具有病因不明、进展缓慢、治疗困难的特点,但并不是说所有现代医学领域的疑难疾病都是中医学的优势病证,必须在大量的临床实践中加以验证和确认,从目前的情况来看,中医学的优势病证主要有几个类型,一类是多种因素综合导致的疑难病症,包括我们常说的恶性肿瘤、心脑血管病、糖尿病等;一类是病毒感染性疾病,包括慢性乙型肝炎和丙型肝炎、艾滋病等;一类是病因不明的周围血管病如脉管炎等;一类是造血系统和血液系统疾病如骨髓炎、再生障碍性贫血、血小板减少性紫癜等;一类是慢性退行性疾病,如强直性脊柱炎、颈肩综合征等;一类是免疫相关性疾病,如哮喘、慢性肾病、红斑狼疮、风湿和类风湿关节疾病、难治性皮肤病等;一类是代谢相关性疾病,如肥胖症、痛风等;一类是内分泌相关性疾病如甲亢、肾上腺疾病、多囊卵巢综合征等;一类是脑组织疾病,如老年痴呆症、震颤麻痹、小脑疾病、垂体病等;一类是现代医学损伤性疗法所导致的疾病,如放射性疾病、药源性疾病等,需要说明的是,以上病证虽然目前中医学并没有达到完全根治的水平,但现有的临床数据大多呈现良好的前景,同时,由于上述病种都是按照现代医学的标准进行检查诊断和疗效判定的,中医学辨证论治的优势并没有得到充分的体现,只要按照中医学原理设计研发方案,从多病因、关联性、动态化的角度去进行深入的探讨,从结构性临床表现与精气族群乃至更深层级精气物质族群的角度去发现病因病机、研制开发新药,一定能取得更好的疗效。

第二,理法方药是研发的基础。理法方药是中医学诊治疾病的基本手段,是中药新药研制的基础所在,只有明确了发病机理,明确了立法、配伍和药性原理,从标本、阴阳、虚实、气血等不同层面辨明病机,从缓急、补泻、利导、逆从等角度明确治法,从君臣佐使等方面科学配伍,从四气五味升降浮沉等方面合理选药,才能真正使新药研制彰显疗效,由于中医学发展历史漫长,经典名方大多经历了诸多变迁,加之我国幅员辽阔,各地名医用药习惯和经验不同,验方效方汗牛充栋,必须应用现代科学手段加以优化精选,才能真正得到严谨合理的配方。

第三,工艺技术是研发的关键。传统中医临床使用水煎口服给药为多,市售中成药包括丸散膏丹等剂型,多数处于手工业操作水平,虽然有其传统特点,但也存在着不够严谨精效的瑕疵,应当看到,任何一个原药材,任何一个配方,要形成终极产品必然要经过复杂的工艺流程,包括前处理、提取、纯化、浓缩、成型、灭菌等众多环节,药用成分要经历不同溶解度、不同温度、不同压力、不同酸碱度等各种物理化学环境的考验,原有药性和配伍功效在这一流程中能否得到充分的保障,是新药研制的生命所在,因此,必须按照其药性原理和中医学经典文献记载,结合现代制药工程技术,设计严密的工艺流程,这方面,屠呦呦的青蒿素依然是一个典型范例,不仅从经典文献中确定了"截疟"的特效药物青蒿,更重要的是通过经典文献"绞取汁"中"绞"字的启发,一者明确了之所以"绞取"而不是"煎取",一定是低温提取的原理;二者明确了青蒿全草中能够实现"绞取汁"的一定是嫩茎叶,这样,经典文献已经给出了有关特效药物(青蒿)、功效(截疟)、药用部位(嫩茎叶)、提取方法(低温提取)等一系列关键技术要素,剩下的就是如何设计更加精密的技术路线将青蒿嫩茎叶通过何种低温提取媒介使其变成青蒿素的过程了。

四、中药新药研制必须重视理论研究的基础地位,遵循理论坚实、疗效确切的原则开展研制

我们在开展中药新药研制开发时,遇到的最大困惑是研究技术方案和实验数据既不能与现代医学的指标相关联,又不能反映中医辨证论治的客观规律和本质内涵,那么,问题的关键到底在哪里呢?

从近代历史发展来看,现代医学的药物治疗在最初传入我国之时,抗生素和疫苗等尚未发展成熟并占据主导,在晚清以来的一百多年时间内,客观上对中医学造成了强大压力的是现代医学中手术科学所具有的即时疗效优势,中

医人在这种优势的巨大挑战下仓促地做出了简单化分析判断,一方面片面地单纯针对手术学科的优势,简单认定西医学的基础就是解剖学(事实上药物治疗对解剖学的依从度并不很高);另一方面为了自证合理,被动逢迎,偏离了中医学坚守两千年的搁置器官、紧扣精气(物质)、锁定联系、专注运动的研究路线和方向,自觉不自觉地将五脏研究再度器官化,而精气物质及其联系和运动变化的研究则置于边缘,进展甚微,甚至投入大量人力物力财力开展的所谓五脏实质研究,也不同程度的充斥着器官学研究的色彩,本来具有优势的甚至极有可能成为与现代科技进行对话的精气物质及其联系和运动变化研究也因被置于边缘化而未曾取得进展,不仅造成中医学领域中的器官学观察指标和精气物质检测指标在临床诊断标准和疗效判定标准方面同时缺如,也势必造成其在新药注册审批技术指标中的缺位。可见,在新药研发过程中,建立在中医学理论基础上的系统性基础研究是必不可少的。

我们强调的基础理论研究,主要包括四个方面,一是中药新药所针对的关于中医优势病证病因病机方面的基础研究,二是中药新药所针对的中医优势病证辨证标准及疗效判定标准方面的基础研究,三是中药新药对优势病证作用机理方面的基础研究,四是中药新药处方配伍和工艺技术对药性、疗效和质量稳定要素影响方面的基础研究。前三者均属于医学领域的基础研究,所共同应当遵循的研究路线是,首先坚信人体证候的结构型组合既有其相互的关联性,且一定是相应的内在精气物质变化的外在响应性表达,这些内在精气物质变化也应当是相互关联的,而证候的结构型组合应当是能够通过加权赋值进行数理统计分析的,这样,将用药前后内在精气物质变化及其关联性、精气物质与外在证候的相互关联性、外在证候之间的相互关联性等指标要素结合起来进行统计分析,应当能够发现其变化规律,进一步按照中医理论进行规范性表述,就是我们所说的基础理论研究。至于处方配伍及工艺技术与新药品质和疗效方面的基础理论研究同样是如此,只不过这里所强调的关键要素,变成了药物自身各种活性物质的结构性组合之间的关联性、形成复方相互作用后新产生的活性物质结构性组合之间的关联性、特定工艺参数与药物活性物质结构性组合之间关联性、成品活性物质结构性组合与特定优势病证证候要素结构性组合和精气物质要素结构性组合三者之间的关联性,围绕这些关联性要素采集数据并进行数理统计分析,应当能够发现其内在规律,对这些规律按照中医理论的规范进行表述,就是中药新药的系统性基础研究。这样,完整而系统的基础理论研究,既能满足注册审批的要求,又能为临床推广提供完整的理论支持,更重要的是,能够从药学研究的角度对中医理论的深度研究发挥促进作用,从而实现理论与临床、医学与药学研究的共同深入,共同进步。

第四节　基于人工智能技术的制药技术研究与创新

我国的制药工业最早是以手工业形态而出现的,生产的剂型也主要以传统的丸散膏丹为主,历经数百年,形成了许多独特的工艺,也打造了许多历史悠久的品牌老店,如山西的广誉远、北京的同仁堂、哈尔滨的世一堂、杭州的胡庆余堂、重庆的桐君阁、苏州的雷允上、广州的陈李济等。

随着科学技术的进展,中药剂型不断丰富,诸如颗粒、片剂、胶囊、口服液、注射剂等已经成为中药的主要剂型,一些新的制药技术也相继成熟,成为中药制药工业的主导性技术。总体来看,我国中药制药工业的科技水平不断提升,但是,此前的技术创新重点集中在药品的质量提升和控制方面,而针对提高生产效率、降低人力劳动、控制生产成本领域的重视和研发力度不够,也就是说,中药制药工业的水平总体处于信息技术的前期,仍然属于工业文明的水平,或者说依然是劳动密集型产业,而尽快迈向技术密集型产业水平,以物联网技术和无人车间为特征的人工智能技术就是一个最佳的选择。

物联网顾名思义就是连接物品的网络,许多学者解释成为人到人、人到机器、机器到机器的广泛链接。物联网是新一代信息网络技术的高度集成和综合运用,是新一轮产业革命的重要方向和推动力量。具有非常典型的先进性。

随着自动化应用的不断推广,自动化应用水平的不断提高,制药业已经成为人工智能所关注的重要领域。制药业生产过程中主要有三个基本的工作车间:投料和提取车间,制剂车间,分装车间。为了减少运输过程中微粒和微生物的污染,开发了搬运机器人系统;制药业对无菌、洁净度、人员和设备的数量有着严格把控,洁净室专用机器人附有专用涂层,配备密封部件和食用级润滑油,大大消除污染的风险,为要求严格的生产环境提供理想的解决方案;在高压、有毒等不适合人工操作的环境中,智能搬运小车完成药物生产过程中原材料和包装材料的分拣配送。

目前,人工智能技术的主要设备较多,如自动制丸机、自动提取浓缩生产线、各种大型药品检验设备等,都是大量通过自动化软件、机械手、伺服电机控制、自动转运、自动控制来完成各种高精度、高质量或危险的生产工艺及检验要求,其设计原理、操作过程、精度要求已超过一般的机器人。另外有软袋大输液自动生产线,大量采用伺服器、伺服电机及机械手自动转运,PLC 自动控制,自动卷膜成形、自动输送、自动定位灌装、自动加阀盖、自动焊接,实现了从包装膜自动成形、自动灌装加阀盖、自动焊接成成品的全自动流水生产。

在质检方面,有水针、冻干剂智能灯检机,通过安装大量伺服器、伺服电机,通过软件设计,自动旋转摄像,与设计的标准要求比较,检测外观、液位及有无杂质、异物,能完全代替人工检测,效率大幅提高,有效避免人工误差。在分装包装领域,有全自动装盒机,可完全代替人工在输送线上自动将药品及说明书装入包装盒,对缺药品、缺说明书的包装成品自动检测并剔除,不仅能提高生产效率,还能避免人工出错缺药品或缺说明书的药品流入市场。此外还有粉针生产自动包装机,是另一种专门用于粉针剂的一种大规模自动装盒机。

以上仅仅是单体设备的自动化,尚未达到物联网技术或无人工厂、无人车间的水平,但是只要我们牢固确立科技创新是必然选择的理念,信息技术是必然选择的理念,人工智能技术在中药制药领域一定能够实现质的飞跃,无人工厂和无人车间也就为期不远了。

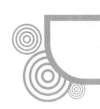

后　记

——牢固坚守经典生命科学的本原属性

百余年前,代表着农耕文明与手工业文明发展前沿和最高水平的中医药科学,携带着厚重的科学原理和确切的临床疗效,来到了工业文明亦即现代科学的门前,自然而然地形成了对接融合之势。然而,就在要飞起临门一脚之际,突然遭遇重大灾变。我们这代中医人虽然不曾经历过百余年前那种艰难困苦的煎熬,但每个人都应当会设身处地地从内心深处勾勒出那个严酷的场景——当西学东渐不再是"渐"而是大军压境之时,当东洋西洋"海归"们完全掌控所谓科学的话语权之时,当全盘否定甚至完全消灭本土传统科学文化的思潮占据主导地位之时,当手术学科确实显现出立竿见影的"救命"(暂不顾及是否致残)效果之时,特别是当舶来的解剖学在翻译过程中把原本属于表征精气族群的五脏名称武断地抢去作为器官名称之时,我们那些处于极度弱势地位的中医先贤们又能奈之如何呢?本能之下必然是奋起捍卫、拼搏抗争。然而,激情之下的进京请愿捍卫抗争中也无奈地掺杂了被动逢迎,应急状态下的仓促应对自省自新中也实难避免草率盲从,于是有了汇通学派快速跃升为主流学派,于是有了汇通学派主导下的自主办学,于是有了以汇通学派学术见解为主体内容的白话文教科书,于是在教科书中有了五脏名称与精气阴阳等词汇的解构分离并形成各种相对独立的学说,于是有了本已搁置两千年之久的五脏概念的器官学解读,于是有了汇通学派虽经千般努力却终将汇而不通,于是有了关于中医药是否科学的百年论争……

必须肯定,晚清民国以来中医的先贤们已经足够给力了,正是他们的居弱图强才维护了中医药科学的绵绵火种,从而使这个伟大科学进入到了当今这个伟大的时代,我们需要理性地思考和梳理经典中医理论中的科学本原,坚守经典中医药科学原创的超越器官、精气为本、普遍联系、恒定运动的研究路径,笃信五脏精气族群"数之可数""可千""可万"的基本原理,对接系统生物学、大数据技术、人工智能技术等当代前沿科学技术,坚定理论自信、方向自信和

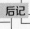

发展自信,镇定从容地走向伟大复兴。当此之时,首先需要强调的是,中医药必须始终坚守自身固有的经典生命科学的学科属性。

一、中医药科学彰显了哲理并借用了哲学术语,但其本原属性是生命科学而不是哲学

无论是东方自然哲学还是当代科技哲学,其研究的对象都是客观世界的共性问题,所提供的是宏观层面的认识论和各学科通用的方法论,并不研究各学科的具体问题,也不提供具体的学科知识和具体的研究方法。同时,由于哲学的使命是对不同学科发挥指导作用,因而常常贯穿和渗透于各个学科的研究活动中,物理学、化学、天文学、生命科学等诸多学科概莫能外。更重要的是,这些学科并不会因为离不开哲学的指导而改变了原本的学科属性,它们依旧是自然科学而不是哲学,中医药科学也是如此。

与其他学科所不同的是,经典中医药科学不仅自觉运用古典自然哲学所提供的认识论和方法论作为指导思想,还引进了许多哲学术语,最为典型的是精气、阴阳、木火土金水等。但显而易见的是,进入到中医理论中的哲学词汇已经不再是独立的术语,而是转化为新的医学术语的构成要件,它们的前面一定冠有一个五脏名称作为医学术语的另一部分构成要件。于是,精气是五脏精气而不是万物精气,如肝气、肾精等,明确界定了其生命科学的学科属性;阴阳是五脏精气之阴阳而不是天地之阴阳,如心阴心阳、肾阴肾阳等,表征的是五脏精气的本质属性和相互关系;木火土金水是五脏精气的木火土金水而不是自然界的木火土金水,如心火、肝木、脾土等,论证的是五脏精气的相互联系和基本秩序。可见,中医理论通过将哲学词汇与五脏名称有机聚合,成功实现了哲学术语的医学化改造,为其赋予了鲜明的生命科学特质。

当然,在经典中医理论中,依然有一些哲学术语并没有与五脏名称相聚合,如"天气下降为雨,地气上升为云"中的"气",但这些论断总体上属于完整的自然哲学段落,并不属于中医学的内容,其在中医学中的作用是借喻,而不是直接表征生命物质和生命活动。在所有科学体系中,学科之间相互借喻是普遍的,如当代科技哲学就曾引用了质量守恒、电荷量守恒、能量守恒三大物理学定律,但即使在哲学范畴中,这三大定律的学科属性依然是物理学而不是哲学。无论如何,经典中医药科学的本原属性是医学,是生命科学,是关于生命物质根本属性及其运动变化规律和秩序的科学,它接受自然哲学的指导并

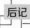

创造性地引进了哲学词汇作为自身术语的构成要件,但并不意味着中医学就是哲学,那种有关中医学属于哲学的看法是对中医学的曲解。否则的话,我们就很难对中医学有方剂药物而哲学没有、中医学能治病而哲学不能治病等客观事实做出合理解释了。

二、中医药科学承载并创新了厚重的中华文化,但其学科体系仍然是医学而不是人文科学

近些年来,有关中医药文化的说法很流行,这对传播中医药科学很有意义。但我们必须清醒地认识到,中医药文化的提法毕竟是泛称,并不是对中医药学科属性的定义,否则就会偏离中医药科学的本原。

关于"文化"一词的定义,不同的辞书、不同的学科、不同的学者常常会给出不同的解读,但有一点必须要强调,这就是无论如何不能把文化与文化的载体相混淆。所谓文化,其本意是指人们在长期的生产生活实践中所形成的共识性认知理念和行为范式,这种理念和范式会通过后续生产生活实践体现出来或丰富起来,这些生产生活实践便成为文化的载体,但不是文化本身。例如,我们常说的饮食文化必然会涉及烹饪和进食,烹饪和进食活动显然是生产和生活实践而不是文化,其中所体现的对色、香、味的认知与追求才是文化。

中华文明进入农耕和手工业时代已经超过五千年,创造了光辉灿烂且丰富多彩的文化,这些文化融合于生产生活的方方面面,并且与生产生活互根互化,相互辉映。中医药科学作为最具中华民族原创特征的经典科学,承载、融合并参与创造中华文化是再自然不过的事情了。例如,众所周知的以人为本、宅心仁厚、谨言慎行、悲天悯人的品行文化,医学为本、引进哲学、化哲为医、医哲聚合的语言文化,天人相应、道法自然、敬畏生命、实践至上的本体文化,精气为本、普遍联系、恒定运动、致中求和的医理文化,司外求内、系统辨证、理出法随、未病先防的诊疗文化,推崇道地、考究工序、至工至巧、精益求精的本草文化,世代相继、持续递进、崇尚创新、永不言弃的传承文化,兼收并蓄、广泛借鉴、协同共享、相互促进的开放文化,林林总总,异彩纷呈。

当我们理性地审视上述这些所谓的文化表现时就会发现,中医药科学事实上是中华文化的承载者、传播者、参与者,如果把中医药比作一艘庞大的航船的话,文化就是这艘巨轮上的乘客,尽管二者深度融合,但始终是两个不同的主体。特别是当涉及学科属性这一严肃命题时,必须做到客观严谨,概念清

晰,定义准确。总而言之,作为一个中医人,我们认同中医药文化的表述,但不能接受中医药就是文化的说法。换言之,中医药确实有文化,但中医药科学并不是文化,不属于人文学科范畴,而是不折不扣的医学,是不容置疑的生命科学。

三、中医药是在实践探索和经验积累中形成的科学,但其具有完整的理论体系而不是单纯的经验

任何一个学科,都是在广泛而深入的实践探索基础上发展起来的,古今中外,向无特例。世传瓦特通过壶盖翻落而产生灵感,从而有了以蒸汽机为标志的现代工业文明,牛顿观察苹果掉落而突发奇想,从而有了令整个科学界引以为傲的经典物理学,弗莱明偶遇青霉菌而有重大发现,从而使现代医学进入了抗生素时代,凡此种种,无一不是从生活经验发端的。

中医药在形成理论体系之前,中华先民早已投入了长期的抵御疾病、维护健康的实践探索和生活体验,渔猎农耕和手工业生产,为其提供了实践的条件,最为典型的莫如神农尝百草、一日而遇七十毒和"其死可解剖而视之"的实证。之后,岐黄对话中的"数之"实践,仲景医论中的"辨之"探索,王淑和的"切之"体验,以及孙思邈、李时珍等人的采药辨药,无一不是实践至上和经验积累的鲜活例证。

实践是理论的第一动力,经验是科学的不竭源泉。正是有了历代先贤的持续探索,正是有了先秦时期的百家争鸣和思想解放,中医药由实践体验升华为完整而科学的理论体系的时机成熟了。秦汉之际,《黄帝内经》横空出世,标志着中医药辉煌两千多年的时代正式到来。那一整套天人相应、道法自然的生命观理论,精气为本、秩序至上的生理学理论,正邪相争、关系失衡的发病学理论,六淫七情、痰瘀过用的病因学理论,望闻问切、理法方药的辨证学理论,扶正祛邪、求中致和的治疗学理论,四气五味、升降浮沉的药物学理论,七情配伍、君臣佐使的方剂学理论,顺应四时、未病先防的治未病理论,构建成了系统的理论体系,放射出智慧和科学的光芒。

仔细分析那些把中医药科学视为单纯经验医学的立论背景,实质上是当年"废医存药论"的另外一个版本。他们面对中医临床的客观疗效,不得不予以承认,但由于从骨子里不认同中医理论的科学性,因此把疗效仅仅归结为药物本身和医者的经验,但他们显然不能解释的一个客观现实是,那些原本生长

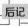

在山野荒坡的草根树皮,只有到了中医人的手里才会变得那么神奇,那些原来属于外来物种的药物在其原产地并不能成为药物,没有中医理论,它们的属性依旧是野草而不是药物,只有在中医理论指导下,经过科学的辨证论治和配伍处方才能称其为中药,才能发挥其药效。另外,青年中医群体中不乏成功的医学家,他们并不具备多少经验,这也是经验论者不能解释的。

当然,中医学源于实践,临床经验在其中的重要作用是不容忽视的,但绝不能就因此而将其视为单纯的经验,中医学不仅具有丰富的经验,而且是理论完整、经验厚重、方法独特、临床可靠、疗效确切的医学科学,单纯经验之论可以休矣。

四、当中医与西医面对同一个患者之时,观察到的必然是同样的生命物质,只是方法和术语不同

中医药科学在理论体系创立之前,确实也曾经围绕内脏器官进行过早期的探索性研究,这些从《黄帝内经》和《难经》的片段式记载中可以证实。但不容忽视的客观事实是,《黄帝内经》正式成书的西汉时期,王权意识形态和主流社会思潮遏制了这个研究路径,中医学是在不得已的情况下进行理论转型和方法转轨的,将研究目标锁定精气物质,并且创造性地将五脏名称与哲学词汇完美聚合,同样是在不得已的情况下的调整,只不过这种调整是理性的、智慧的、科学的。同时需要说明的,关于精气阴阳均属于物质的解释,并不是笔者个人之见,现行统编教科书就是这样定义的,只不过教材仅仅给出了定义,并没有沿着物质研究的路径给出系统的方法,实属憾事。

当我们确信中医药是以五脏精气族群为研究主体时,必然会遇到这样一个问题:假使让一个中医和一个西医同时诊治同一个患者,二者所面对的必然是同样的生命物质和致病物质,所不同的是,中医学主要通过患者的感受和外在表现而分析物质的属性和规律,西医学则直接采集体内标本而观察物质;中医学关注的重点除物质本身之外,更关注物质之间的相互联系和运动变化,西医学则将重点聚焦于具体物质的变化;中医学采用五脏名称加哲学词汇的方法命名生命物质族群,西医学则采取一物一名的方法命名各种物质;中医学完全集中于生命物质和致病物质,西医学既关注物质更关注器官,因而西医学以手术学科见长。

当中西两种医学同样以物质研究为其共同目标的时候,相向而行就是必

然之势。特别是在脱离了传统儒学意识形态束缚之后,在生命科学的技术体系高度发达的当代,中医学客观上已经具备了从体内采样观察物质变化的条件,应当积极探索,不应错失良机。所要强调的是,无论是体内还是体外,中医学的优势始终是物质之间的相互联系和运动变化,始终是生命物质、致病物质及其与临床表现三者之间的相互联系和运动变化,这一点是必须要牢牢坚持的。此外,当我们的物质研究"数之""推之"到"可千""可万"的境界时,原有的以五脏精气族群为基础的专有名词术语就不能满足需求了,因此,探讨具有中医理论特色、符合中医发展规律的不同层级精气物质命名方法,就成为我们必须破解的全新课题。

五、中医药科学是充满未知且不断破解未知持续发展的科学,而不是无所不知的超科学或神科学 ·

既然中医药属于科学,那就必须要以科学的态度审视中医药。首先,中医药是植根于农耕文明和手工业文明基础上的经典科学,其学术水平与技术手段不可避免地受到不同时代生产力条件的影响,那种超越历史、超越时代、超越现实、超越文明和生产力水平的看法,是对中医药的苛求。其次,一部中医药科学史,实际上就是持续发展、不断完善的历史,从《黄帝内经》到《伤寒杂病论》,实现了临床医学的独立,创立了辨证论治法则;唐宋以降,实现了内外妇儿各学科的自主发展;金元时期的学术争鸣,以生命物质和致病物质相互关系的研究实现了更大的发展;明清之际,温病学异军突起,中医药科学体系更加完整……持续的发展创造的辉煌成就不胜枚举。既然是发展中的科学,必然是有发展的内在需求,必然存在不足之处,那种认为中医学尽善尽美、无所不能甚至是超科学、神科学的见解是不切实际的,是要不得的。我们确信,中医药科学的未来必然更加依靠发展,传承精华、守正创新是历史的使命,不能发展的学科是没有未来的。再次,寸有所长,尺有所短,中医学客观上存在着一些先天缺陷,比如,天花等通过疫苗能够根治的疾病在中医历史上曾经很有成效,但天花已经灭绝,中医学便失去了用武之地,小儿麻痹等病种也是如此。又如,一些通过手术矫治能够治疗的疾病如严重创伤等,也并非中医之长。中医的优势病种其实是比较优势,是西医学目前存在困难的病种,但西医学同样是发展中的学科,当西医学克服了现在的困难时,比较优势就会失去。中医学强调天人相应、道法自然,但不容回避的是,千百年来,"天"和"自然"发生了

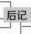

重大变化,气候变化、环境污染成为全球问题,芸芸众生如何与之相应,中医之道如何法之,就是我们面临的新课题。最后,中医学缺乏通用性语言,不利于科普,中医学与当代所有学科未能对接,处于孤独式生存和发展的状态,中医人才的成长过度依赖个人悟性,具有一定的自发性,中医学在整个医疗体系中的重要性尚未得到充分发挥,这是不以我们的意志为转移的客观现实。此外,我们主张数字中医、智慧中医,但中医通过望闻问切获取的信息要素如何数字化、智慧化,同样是亟待破解的课题,中医人不懂数字技术,懂数据技术的人不懂中医,学科间的对接融合同样是明显的现实问题。

总之,准确定义学科属性是中医药科学的首要课题,科学和理性的态度是每个中医人必备的基本素养,自省和自觉是自新、自强、自信的必备前提,盲目自负和浮夸是科学发展之大忌。思之再三,有感而发,草成一篇,权作后记。

施怀生

2019 年 12 月于太原

57检

《健康人文》丛书（第三辑）

中医发展读本

中医文化读本

中医故事读本

中医艺术读本

• 中医发展读本 •

中医思维读本

中医美学读本

销售分类/中医基础

策划编辑　陈东枢

责任编辑　骆彩云　陈东枢

封面设计　华睿时联

　　　　　赵京津

版式设计　刘　茜

人卫智网
www.ipmph.com
医学教育、学术、考试、健康，
购书智慧智能综合服务平台

人卫官网
www.pmph.com
人卫官方资讯发布平台

关注人卫健康
提升健康素养

ISBN 978-7-117-29597-0

9 787117 295970 >

定　价：32.00 元

程景民 主编

微信公众号

舌尖上的
安全 1

Eating Safely and Healthily

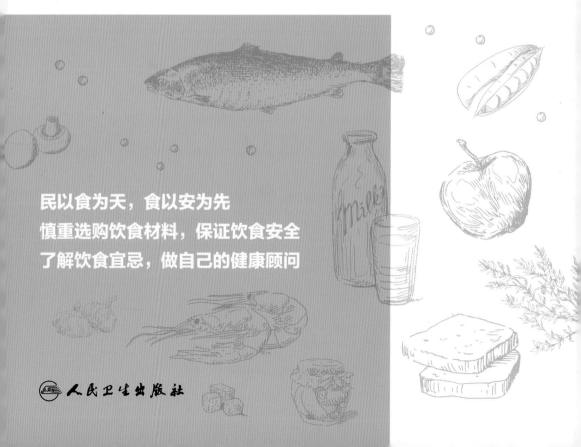

民以食为天，食以安为先
慎重选购饮食材料，保证饮食安全
了解饮食宜忌，做自己的健康顾问

人民卫生出版社